NOUVEAU GUIDE DU DYSPEPTIQUE

RECHERCHES

sur la

DYSPEPSIE ILÉO-CŒCALE

par

M. HIPPOLYTE BACHELET

DOCTEUR EN MÉDECINE DE LA FACULTÉ DE PARIS
EX-MÉDECIN TITULAIRE DU DISPENSAIRE GÉNÉRAL DE LYON
MEMBRE DE LA SOCIÉTÉ LINNÉENNE DE LYON

PARIS

GERMER BAILLIÈRE, LIBRAIRE-ÉDITEUR

Rue de l'École de Médecine, 17

1865

RECHERCHES

SUR LA

DYSPEPSIE ILÉO-COECALE

LYON. — IMPRIMERIE DE GIRARD ET JOSSERAND

Rue Saint-Dominique, 13

NOUVEAU GUIDE DU DYSPEPTIQUE

RECHERCHES

SUR LA

DYSPEPSIE ILÉO-CŒCALE

PAR

M. HIPPOLYTE BACHELET

DOCTEUR EN MÉDECINE DE LA FACULTÉ DE PARIS
EX-MÉDECIN TITULAIRE DU DISPENSAIRE GÉNÉRAL DE LYON
MEMBRE DE LA SOCIÉTÉ LINNÉENNE DE LYON

PARIS

GERMER BAILLIÈRE, LIBRAIRE-ÉDITEUR

Rue de l'École de Médecine, 17

1865

INTRODUCTION.

Mes recherches sur la dyspepsie iléo-cœcale forment une très-courte partie d'un long travail sur l'art de préserver ou de conserver la santé par un régime habilement dirigé. Ce travail sera publié plus tard et portera probablement le titre suivant : *la Vie séculaire, ou l'Art de vivre longtemps.*

M. Flourens ayant prouvé très-clairement que l'homme pouvait vivre cent ou cent cinquante ans, la vie séculaire, *plus généralisée*, a cessé d'être un rêve consolant, mais irréalisable. Cet illustre académicien a laissé à d'autres le soin d'indiquer les moyens *pratiques* d'arriver sûrement à cet âge avancé. .

C'est l'étude de ces moyens qui constitue l'objet principal du travail annoncé.

La dyspepsie iléo-cœcale figure là comme un effet des plus mauvaises habitudes alimentaires.

Privées du milieu qui constitue pour elles comme un cadre obligé, ces recherches perdent ainsi leur point d'appui naturel. La thérapeutique, basée presque tout entière sur le choix de certains aliments, paraît plus hasardée, plus isolée, moins compréhensible et plus accessible à de très-nombreuses objections. Ce léger inconvénient est momentanément inévitable.

Pour le rendre moins sensible, je vais, en quelques pages, rappeler les grands principes qui président aux fonctions de l'organisme vivant, et dont j'ai fait la base de toutes mes appréciations dans *la Vie séculaire*.

Ce sera moins une démonstration qu'un mémorial abrégé. Des développements convenables m'entraîneraient trop loin. Quelques considérations générales ne sauraient ici paraître déplacées.

Nos habitudes culinaires sont, à peu de chose près, celles de l'antiquité. Le moyen âge n'a pas manqué de leur imprimer son cachet ordinaire d'imperfection. Nos estimations sur la valeur relative de chaque aliment sont encore basées sur les erreurs et les préjugés enfantés par ces siècles peu éclairés. Le *pain quotidien* est évidemment insuffisant, et une réforme est devenue nécessaire, afin de laisser au peuple ses chances naturelles de longévité.

De nos jours, l'hygiène et la physiologie se tiennent à des hauteurs théoriques telles, que leurs leçons sont à peu près perdues pour l'homme à table. Ensuite, leur enseignement est vague, confus, peu pratique et surtout obscur pour le vulgaire. Leur insuccès *relatif* tient donc autant à leur dédain de s'abaisser au niveau des faibles intelligences qu'à un conflit inévitable avec des intérêts opposés.

La briéveté de la vie est en raison directe des fautes de l'alimentation. Avec les usages alimentaires actuels, l'homme ne vit pas, il résiste seulement plus ou moins longtemps ; son existence est fatalement vouée à toutes les chances malheureuses d'une lutte inégale contre ces influences destructives. *Il ne vivra toute sa vie* qu'à partir du moment où, dès l'enfance, il trouvera dans son régime un abri tutélaire, un ferme soutien, et non une cause permanente d'affaiblissement ou d'épuisement.

Un repas doit sa valeur aux éléments alibiles qu'il introduit dans le corps, et jamais au nombre des mets inutiles et indigestes qui couvrent une table. L'art de bien composer un repas devrait être une connaissance tout à fait vulgaire. Les dîners deviendraient probablement moins *plantureux*, mais ils seraient plus digestibles et plus réconfortants.

C'est là cette science qui formera la base de ce que j'appelle *l'hygiène de l'avenir*.

L'étude de la composition et de la décomposition des matériaux du corps humain rend évidente l'obligation de préparer, pour les lui présenter en temps opportun, les éléments nécessaires à ses perpétuelles mutations.

Chaque âge a des besoins particuliers que je résume ainsi : L'enfant doit, avant tout, développer et solidifier sa charpente osseuse ; l'adulte ne saurait se passer d'une grande quantité de fibrine, consommée chaque jour par son incessante activité musculaire ; le vieillard se contente d'assurer, le mieux possible, le mouvement vital intérieur, en écartant les substances devenues nuisibles, et en ne demandant aux intestins qu'un travail proportionnel à leurs forces diminuées.

Le but à atteindre étant bien déterminé, l'étude des voies à suivre pour y parvenir semblera beaucoup plus facile.

Un aliment n'a de valeur que par les matières assimilables qu'il peut contenir. Celui qui exige un travail digestif moindre, pour livrer la même quantité de principes alibiles, aura sur un autre, et par cela même, une incontestable supériorité.

Le grand art de l'alimentation repose sur le talent de savoir réunir, dans le produit de la digestion quotidienne, les éléments spéciaux dont le corps a besoin pour faire face à toutes les dépenses de la vie. La privation d'un ou de plusieurs de ces éléments commence immédiatement le déclin de l'organisme, favorise bientôt après l'invasion des infirmités et des maladies.

Ce principe est lié intimement à cette seconde
obligation pratique qui astreint un cavalier à ménager sa monture. Je veux dire que nul ne doit
imposer à l'intestin des travaux assez longs, assez
difficiles, assez rapprochés, pour user, même dans
le jeune âge, son activité naturelle et son énergie
fonctionnelle ; car alors il le rend semblable au
cheval presque fourbu, dont le service est pénible
et jamais fructueux.

Maintenir une proportion exacte entre la somme
des dépenses et des acquisitions reste la loi domi-
nante de la vie. Le bien-être général ne supporte
pas un déficit intérieur prolongé ; on doit tout ten-
ter pour le prévenir et le faire disparaître. La santé
et la longévité viennent compenser les légers ennuis de cette constante sollicitude.

L'homme comprend mal cette grande loi naturelle. Egaré par les enseignements du passé, il accepte sans hésitation les théories les plus fausses et
les plus étranges. Il trouve même un malin plaisir à
dénaturer les grands principes qui gouvernent l'a-

limentation ; enfin l'art de manger a cédé la place à l'art de tromper la faim. Les spiritualistes s'efforcent de nous ramener à leurs chères illusions. Ils affectent de réserver leurs éloges et les faveurs de l'opinion qu'ils dirigent aux femmes pâles, délicates, aériennes et *toujours maigres*, qui savent si bien languir avec grâce, avant de mourir d'inanition.

Les aliments les plus dépourvus de matière alibile sont ceux sur lesquels se portent les prédilections générales. La quantité a la préférence sur la qualité. Le corps est déçu dans son attente, et la réparation des forces usées se fait mal. Les intestins épuisent leur aptitude fonctionnelle sur ces masses d'aliments indigestes, et bientôt leurs efforts impuissants ne suffisent plus à la production des matériaux réclamés par un organisme en détresse.

On s'étonne après cela des défaillances de la nature humaine, de la briéveté de la vie ! Les plus injustes ou les plus ignorants vont même jusqu'à suspecter la sagesse divine, qu'ils ne sauront jamais comprendre. Ils accusent niaisement Dieu des imperfections de *leur estomac*. Erreur sans nom ! car l'œuvre de Dieu est parfaite. Malheureusement cette œuvre subit le contre-coup des fautes monstrueuses dont l'homme a conservé le funeste monopole.

Il est temps de réagir énergiquement contre ces vicieuses habitudes de l'alimentation. Les éloges usurpés par les aliments sans valeur, comme seuls capables d'éloigner le fantôme suranné d'une pléthore imaginaire, ont mis à la mode les mets les plus nuls. Le corps éprouve avec eux les plus cruelles déceptions : là où il devrait recueillir les meilleurs matériaux, il reçoit à peine quelques principes aqueux, toujours trop pauvres pour faire face aux besoins urgents du moment.

C'est là le régime que j'appelle *le régime des dupes*. La mode le protége, comme elle protége tant d'autres faussetés ; les désœuvrés le vantent, sans savoir pourquoi ; les femmes le préfèrent, sans doute parce qu'il les berce de l'espoir mensonger de les rendre plus fraîches. Néanmoins son règne est fort compromis, et c'est justice. Cette espèce d'*hygiène par famine* a fait assez de victimes ; je demande grâce pour les survivants.

La réaction dans le sens que j'indique a déjà
commencé. Je tiens essentiellement à la soutenir,
afin que l'art de *tromper sa faim* ne soit plus mis
en avant comme la plus haute expression d'un
sage régime alimentaire. Le corps, déçu dans son
attente, quand même la faim a été satisfaite, accuse hautement, par ses infirmités, les erreurs de
ces vieilles appréciations théoriques. Je rappellerai
sans cesse que l'abus des aliments sans vertu nutritive commence la longue série des misères hu-
maines, en épuisant l'aptitude fonctionnelle des
intestins et en provoquant l'affaissement de tous
les organes.

L'*hygiène par famine*, adoptée et vulgarisée par
les philosophes païens, a été la manie favorite de
l'antiquité; son règne aurait été beaucoup moins
long sans le secours inespéré de la religion. En
imposant l'héritage hygiénique de Rome et d'A-
thènes à une époque comme la nôtre, entraînée par
une activité dévorante, dominée par des besoins
impérieux, et obligée, sous peine de déchéance,
de suivre le mouvement social, l'Eglise a ouvert un
vaste champ aux études comparées sur l'alimentation publique. J'examinerai longuement dans *la*

1.

Vie séculaire les effets de l'abstinence sur la santé en général.

———

Je n'ai pas de mesquines complaisances pour les *idées reçues*, pour les *augustes* préceptes de l'antiquité, ou pour les stériles leçons du droit canonique. Si le passé a tort, à quoi servent les ménagements dont on l'entoure? La vérité, tôt ou tard, ne fait-elle pas justice de ce vain respect pour les erreurs d'un autre âge?

———

Les hommes, mieux guidés par l'amour de leur bien-être, et plus éclairés par l'étude approfondie des véritables besoins corporels, entrent dans une nouvelle voie; ils commencent enfin à comprendre l'inutilité et le danger des aliments sans valeur. C'est aux médecins que revient l'honneur de porter résolument devant eux le flambeau de cette hygiène de l'avenir.

———

La spécialité des dépenses quotidiennes exige la spécialité des éléments réparateurs. Le meilleur garant de la santé est donc la régularité invariable dans la fourniture des éléments reconstituants.

———

Il est important pour un homme d'avoir des organes toujours sains, qui lui permettent d'accomplir sans trop de peine les fonctions ordinaires de la vie sociale.

Il est non moins important pour la société d'élever le plus grand nombre d'hommes à ce niveau enviable où chacun de ses membres, bien développé, doué d'une santé solide, se maintient, suivant l'expression des économistes, *en plein rapport*, et met au service de ses semblables une source intarissable de force physique ou morale.

La nature préside avec une touchante sollicitude à la naissance de chaque être créé. Celui qui ne peut pas compter sur des soins maternels est placé par elle dans des conditions assez favorables pour pouvoir s'en passer. Désireuse avant tout de sauver l'espèce, elle a doté chaque être naissant d'une rare énergie fonctionnelle. Cette énergie première, à moins d'imprudences graves et répétées, l'accompagne invariablement jusqu'au jour où ce même être, doué de nouvelles aptitudes, paye sa dette de reconnaissance au Roi du ciel en devenant un de ses plus utiles coopérateurs.

Si l'homme sait mettre à profit cette force naturelle, ce puissant ressort vital, il atteint, robuste et sain de corps, l'heure où l'acte génésique est une simple fonction et non une cause d'affaissement. Mais si cet homme arrive à cet âge important, affaibli par les fautes de son alimentation, ou énervé par des excès de tout genre, il ne saurait rêver une longue carrière. L'acte génésique, au lieu d'être une fonction agréable dont profite la nature, devient un fardeau sous le poids duquel il succombe prématurément.

A partir de l'âge où la copulation a dû s'accomplir et que la nature a su préparer avec tant d'art, tant de complaisance, l'homme commence à décliner. Ce déclin est plus ou moins rapide, suivant l'intelligence qui a présidé à tous les actes de sa vie individuelle.

La nature lui retire alors le secours de sa main tutélaire; elle abandonne son ancien protégé, et même, depuis qu'il est devenu inutile à la propagation de l'espèce, elle le poursuit du plus inexorable dédain. Autant, bonne mère, elle surveille avec tendresse son berceau et son âge viril, autant, marâtre, elle néglige et accable le même homme depuis son arrivée aux invalides de l'amour.

———

Le monde, observateur superficiel, a néanmoins remarqué les périls accumulés sur cette période de la vie, et le mot *âge critique* résume pour lui la perspective de ces écueils redoutés.

C'est donc à l'homme à se créer lui-même les ressources intérieures capables de le consoler dans son abandon et de faciliter sa préservation. Dominé jusque là par un impérieux besoin d'aimer, il ne s'appartient réellement et ne retrouve toute sa valeur morale qu'à partir du moment où cette passion n'obscurcit plus ses facultés intellectuelles. Les Epicuriens soutiennent que c'est là une compensation peu désirable.

Quoi qu'il en soit, le moment est venu d'utiliser toutes les lumières acquises pour préserver d'une destruction prochaine l'œuvre abandonnée par la nature. Une sollicitude incessante et éclairée permet seule de sauvegarder les jours menacés, quoique non encore compromis.

En un mot, la longévité est une prime assurée

offerte aux amis de la plus sage hygiène. Elle acquiert la valeur d'une juste récompense accordée à ceux qui ont la chance bien rare de voir les mêmes soins intelligents guider leur jeunesse, accompagner leur âge viril et préserver leur vieillesse.

———

Les éléments de l'entretien du corps, comme de sa défense contre les agents maladifs extérieurs, ne peuvent être fournis que par les aliments. La quantité nécessaire de ces derniers reste proportionnelle à leur qualité et à la somme des besoins du jour. Cependant le produit nutritif doit toujours équivaloir au moins aux dépenses de ce même jour.

Deux points essentiels sont mis en relief par l'énoncé de ce principe vital. L'homme doit 1° apprécier convenablement les dépenses générales ; 2° connaître très-approximativement la valeur des aliments ingérés.

———

Le retour régulier de l'appétit indique clairement la fréquence des besoins du corps. Ses appels seraient moins répétés si l'attente n'était pas une source de périls. Demain n'existe pas pour la nutrition. A chaque jour sa peine et son profit. Je ne parle pas ici de la solidarité qui existe entre les divers repas, et qui exige la perfection du travail digestif de la veille pour rendre fructueuse l'œuvre du lendemain.

On peut aussi mesurer l'intensité des besoins corporels par le temps si court de repos accordé par la nature aux intestins chargés de tous les préliminaires de l'absorption.

Le repos est même un rêve impossible pour le corps. L'activité vitale se trahit sans cesse par quelque mouvement, et ce mouvement, volontaire ou non, se fait à l'aide d'une contraction musculaire. Or, chaque contraction musculaire est une dépense spéciale. Cette dépense spéciale est donc incessante, et tous les mets ne sont pas également aptes à fournir des éléments déterminés.

Demander à un aliment ce qu'il ne contient pas, ou ce qu'il ne peut donner, passe pour un acte insensé. Cet acte est précisément celui d'un homme acceptant au hasard les premiers mets venus. Les leçons du bon sens et les révélations de l'expérience ont été perdues pour lui.

L'erreur contre laquelle je m'élève échappe aisément aux intéressés, parce que ses conséquences ne sont pas immédiates. Plusieurs mois, plusieurs années s'écouleront avant de pouvoir apprécier sûrement le mauvais effet produit.

L'estomac aide en outre à entretenir ce regrettable aveuglement, en donnant la même sensation de bien-être lorsque les aliments sont riches ou pauvres, et la digestion stomacale s'achève quand même et quelle que soit la qualité des matières ingérées. La variation ne porte, plus tard, que sur le chiffre des éléments assimilés; mais rien ne révèle immédiatement l'insuffisance de ces derniers. Quoique le corps ait déjà beaucoup décliné, son bon aspect extérieur aide à l'entretien d'une trompeuse sécurité. Il ressemble alors à la plante dont un ver rongeur a presque détruit la tige, et dont la fleur conserve, au moins pour quelques jours, ses plus brillantes couleurs.

Pendant que l'homme, ainsi miné sourdement, repose dans une périlleuse quiétude, la réparation des forces se fait de plus en plus mal, le déficit intérieur s'aggrave, et le danger devient imminent. La maladie et la mort elle-même peuvent survenir avant qu'un seul doute se soit élevé dans son esprit sur l'insuffisance de sa nourriture habituelle ; car ces troubles multiples ont pour compagne inséparable la *chlorose* ou l'*anémie*.

Dans ce cas, la vie n'a jamais une longue durée. Elle reste soumise à la plus perfide des lois, celle qui réduit un être vivant à ne compter que sur la chance ou le hasard.

Pour se faire une idée exacte de la vie et de son activité fonctionnelle, il faut se rappeler sans cesse quelle espèce de mouvement perpétuel existe dans tous les corps vivants. Le besoin de décomposition et de recomposition provoque intérieurement un vaste tourbillon, que rien ne saurait suspendre ou arrêter.

Voici, par exemple, deux personnes assises et conversant ensemble ; la première peut dire à la seconde : Les parties fibrineuses qui m'ont aidée à prononcer hautement mes dernières paroles sont déjà perdues pour moi, aussi bien que les molécules nerveuses qui ont transmis aux muscles l'ordre d'obéir à ma volonté.

En résumé, le corps, variable dans sa composition, changeant toutes les minutes, toutes les secondes, a besoin à chaque instant d'un élément nouveau, spécial et capable de bien remplacer l'élément usé et disparu. C'est là une particularité très-importante et beaucoup trop négligée par les physiologistes.

La spécialité de l'usure entraîne la spécialité de la fourniture, et cela en dehors des efforts naturels de l'organisme pour reconstituer les éléments qui manquent et rétablir un équilibre nécessaire.

De là j'ai tiré cette conclusion si logique : Plus il y a de similitude entre l'élément usé et celui fourni par l'aliment, c'est-à-dire entre celui qui entre et celui qui sort, plus la réparation des forces est rapide, complète, plus s'augmentent les chances de bonne santé, et par suite de longévité.

Les hygiénistes, eux aussi, ont remarqué que les animaux les plus capables de bien sustenter sont précisément ceux dont la nature des fibres musculaires se rapproche le plus de la fibre musculaire humaine.

« Une substance, dit M. Lévy, est d'autant plus digestible qu'elle se rapproche plus par sa composition de l'être qu'elle est appelée à réparer. »

La nécessité du rapport entre l'aliment ingéré et l'élément usé se fonde sur un fait incontestable. Le corps a des besoins tellement impérieux que leur satisfaction ne saurait être trop immédiate. Quelques jours d'abstinence forcée ne suffisent-ils pas pour épuiser et même faire mourir les hommes les plus robustes ?

Dans ce cas, je cherche vainement les réservoirs secrets où l'organisme conserve de prétendues provisions pour l'avenir. Cet avenir se compromet si rapidement, que j'ai le droit de regarder le corps vivant comme un prodigue auquel l'économie est interdite.

Là encore on se trompe, si l'on croit que des aliments meilleurs, pris demain ou après-demain, dédommageront suffisamment les organes des fatigues de cette longue attente. Comment se reformeront les muscles actifs, si l'aliment n'apporte pas à l'instant même la somme nécessaire de molécules fibrineuses ? Leur réparation reste alors forcément incomplète et leurs services moins fructueux.

––––––––

Un muscle mal réparé dans sa substance diminue dans sa force et dans son volume ; il peut conserver une certaine forme extérieure, mais il n'a plus la même énergie fonctionnelle. Je me demande si ce n'est pas là la cause habituelle de ces faiblesses inexplicables et de ces langueurs imprévues qui étonnent autant certaines personnes.

Je cite la substance fibrineuse à cause de son importance prépondérante dans la composition du corps. Elle se retrouve en effet partout et constitue la majeure partie de l'enveloppe charnelle.

« La fibrine, dit M. Bérard, en si petite quantité dans les humeurs, forme une grande partie de la masse du corps ; les masses musculaires sont surtout composées de fibrine. »

M. Lévy explique ainsi l'obligation pour l'homme de trouver dans l'aliment les éléments déterminés et variés qui sont indispensables à l'entretien de la vie :

« Chaque heure élimine de notre corps 1,00 d'azote, tant par les poumons ou la peau que par les urines ; en outre, la respiration consomme par heure 10 à 15,00 de carbone ou d'équivalent d'hydrogène. Les matières qui fournissent à ces deux genres de déperditions ne sont point identiques :

l'un exige des substances azotées neutres, l'autre des matières grasses, amylacées ou sucrées; celles-ci sont brûlées par la respiration, celles-là se sanguifient et sont assimilées. »

Ainsi, je le répète, la spécialité de l'usure entraîne la spécialité de la fourniture. La masse musculaire, sans cesse en action, mérite surtout l'attention du physiologiste, car c'est bien sur elle que se fait sentir de la manière la plus évidente le poids des privations.

L'entretien de cette masse musculaire explique et justifie la place si large que je réclame pour la viande dans le régime de l'homme sain ou en convalescence.

On a objecté que les organes intérieurs ont la faculté de décomposer les aliments ordinaires pour reconstituer, suivant les besoins du jour, les éléments mêmes qui feraient défaut.

Cette réponse est une supposition peu valable, car les faits de l'expérience ne viennent pas la soutenir. Ainsi ces ouvriers du chemin de fer de Rouen, dont l'histoire est devenue vulgaire, n'ont pas pu trouver dans le pain et les autres aliments peu azotés, mis si largement à leur disposition, les matériaux nécessaires à cette prétendue transformation, puisqu'ils étaient constamment faibles, mous, malades ou mourants.

On joint un peu de viande à leur nourriture première, et un changement radical s'opère en leur faveur. Pourquoi ce beau et rapide résultat? Parce que la viande ajoutée contenait justement les molécules fibrineuses, indispensables au corps du travailleur, et que les organes intérieurs étaient incapables d'obtenir en les créant de toutes pièces.

La théorie, en s'éclairant des leçons de l'expérience, a été obligée de faire une immense concession. Elle a maintenu comme possible la faculté de décomposer les éléments puisés dans la nourriture, pour les recomposer tels que le corps les demande. Seulement elle admet que ces aliments, sans être semblables, doivent avoir au moins une certaine analogie de composition. De plus, elle reconnaît que cette faculté est restreinte, s'épuise vite par l'usage, et ne masque pas pour longtemps les graves imperfections de la composition des repas.

Je place donc au premier rang le principe suivant : *Nécessité de remplacer, avec des éléments similaires ou analogues, les parties organiques usées par l'activité vitale.*

C'est ce principe qui consacre la supériorité de l'alimentation animale sur la diète végétale.

En langage plus clair, ce principe peut se vulgariser de la manière suivante : Réparer exactement les pertes de chaque jour, et ne demander les agents de cette réparation qu'aux aliments qui les contiennent. Ou bien encore : Entretenir le corps très-richement, en ménageant les organes chargés des préparatifs de cet entretien. Nos organes, moins bien doués que ceux des animaux, exigent cette dernière précaution pour conserver longtemps leur aptitude digestive.

———

Quand on s'occupe d'alimentation, il est impossible d'oublier entièrement l'*art de la cuisine.* Ce sujet si vulgaire, si dédaigné, devient, lorsqu'il est scruté par un regard investigateur, une source féconde d'où découlent les observations les plus utiles à la nutrition. Je ne parlerai ici que de la cuisson des viandes conseillées à la fin de ce livre.

La viande peu cuite nourrit plus et se digère

mieux que la viande très-cuite. Ce fait passe pour authentique, grâce à l'expérience moderne; mais sa démonstration théorique échappe à notre faiblesse. Voici, néanmoins, l'explication qui m'a paru la plus rationnelle :

Le feu a une action destructive parfaitement invariable. La nature l'a choisi pour coopérateur assidu dans son travail de rénovation perpétuelle. Elle s'en sert sur une vaste échelle pour replonger dans le torrent de la circulation générale une masse de substances matérielles, dont la décomposition trop lente retarderait la réalisation de ses grandioses conceptions.

Quelle qu'elle soit, la cuisson a donc pour effet inévitable de diminuer la valeur totale de la viande, en en vaporisant une partie plus ou moins notable, et de dénaturer les molécules fibrineuses, en leur enlevant, par la dilatation ou la coagulation, leur forme immédiatement utilisable pour le corps humain. Ensuite l'organisme est astreint à des efforts proportionnels au degré de la cuisson, afin de ramener la fibrine à cet état voisin de la *chair vivante*, état qu'elle a dû perdre pour être présentée sur nos tables.

Ainsi la *chair saignante* a l'immense avantage

de conserver toute sa valeur première, de ne pas demander à l'intestin, comme œuvre préliminaire, la réparation du dommage et du déchet de la cuisson, et enfin de livrer incontinent à l'organisme appauvri une grande somme de matériaux alibiles.

Les siècles précédents nous ont légué de nombreuses erreurs. Deux seules doivent ici fixer un instant mon attention : la première regarde les habitudes imposées par nos mœurs aux possesseurs de la fortune ; la seconde, l'alimentation de l'enfance et de la vieillesse.

Le riche admet comme le plus enviable de ses priviléges celui de manger beaucoup et de vivre dans l'indolence ou l'inaction. De ce vieux préjugé est même né ce proverbe, aussi faux que le principe dont il émane : *Le meilleur métier est d'être rentier.* Ce rentier n'a qu'une pensée, qu'un désir : *jouir de ses rentes.* Cet amour des jouissances l'absorbe, l'entraîne et l'aveugle. Je résume ainsi les défauts de tous les *favoris de Plutus : Ils mangent trop*, *et*, circonstance aggravante, *ils mangent mal*.

Or, la vie oisive du riche passe à juste titre pour le principal obstacle à la conservation de sa santé, comme l'usage permanent d'une table somptueuse constitue le plus réel empêchement à la prolongation de sa vie.

Le repos engendre l'ennui, et celui-ci l'allanguissement général. Le stimulant de l'appétit par la bonne chère est un péril, tandis que le stimulant de l'appétit par le travail est un bienfait. Je regarde cette différence remarquable comme une très-équitable compensation entre les biens et les maux terrestres.

La peine du travail porte avec elle son salaire et son dédommagement, *une constante activité et une grande puissance digestives*. L'oisiveté et le repos prolongé sont au contraire punis par le *rapide épuisement de l'aptitude fonctionnelle des intestins*.

Evidemment les riches ont intérêt à faire quelques sacrifices d'amour-propre et à se créer une occupation ou un but permanent d'activité physique.

Modifiée par les mœurs de chaque peuple, la passion de la bonne chère ne se perd jamais ; elle se retrouve partout et dans tous les âges. Je ne crois plus à sa disparition, à moins que l'instruction générale ne s'élève de plusieurs degrés. La gloutonnerie révoltante des Romains a cédé la place à la modeste gourmandise. C'est un progrès incontestable.

Tous, plus ou moins, nous sommes un peu gourmands ! Les actes parlent si haut que cet aveu a cessé d'être compromettant. On a même fait de la gourmandise le *péché mignon* des désœuvrés et des favoris de la fortune. C'est un défaut très-bien porté.

Quelques individus susceptibles (il y en a partout) cherchent à se disculper en acceptant seulement le titre de gourmets et en soutenant que ce défaut est celui des gens d'esprit. Ne les chicanons pas pour un mot !

Non seulement l'homme riche mange trop, mais, ce qui est plus grave, ses aliments sont trop souvent indigestes et peu alibiles ; leur masse ajoute encore à la fatigue d'une pénible digestion. L'intestin surchargé s'énerve dans ces luttes de chaque jour, et plus il est surmené, moins est fructueuse l'œuvre difficile de la digestion.

Une fois l'énergie fonctionnelle diminuée, l'économie, moins bien soutenue, languit, s'affaisse, se défend à peine contre les causes morbides, ces ennemies vigilantes, toujours à ses côtés et toujours prêtes à l'assaillir. C'est pourquoi la mort achève prématurément une destruction commencée et préparée par mille excès alimentaires. Nouvelle preuve de la justesse de cette observation d'un illustre académicien : « L'homme se tue et ne meurt pas. »

Les mères, aveuglées par d'incroyables préjugés, conservent obstinément les habitudes du passé, surtout lorsque ces habitudes sont mauvaises. C'est au point que j'affirme sans hésitation que l'enfant n'a pas d'ennemi plus terrible qu'une mère dominée par de vulgaires créances. Et malheureusement ces mères-là se rencontrent dans toutes les classes de la société.

Le sort du jeune enfant est, en réalité, entre les mains de celle qui le nourrit. Son avenir dépend alors, non de l'incurie, que je ne suppose pas, mais des caprices ou des erreurs d'appréciation qui président au choix de ses aliments. Car, je tiens à le dire bien hautement, la nourriture de la première enfance donne au corps un cachet ineffaçable en bien ou en mal, et lui laisse une empreinte telle qu'on en retrouve la trace à tous les âges de la vie.

L'enfant à la mamelle, s'il est mal nourri, peut sans doute devenir encore un homme, mais cet homme sera un déshérité de la santé ; il restera faible, languissant, maladif et voué à une mort prématurée. Je regarde comme condition essentielle d'une bonne santé à venir la perfection du régime alimentaire de la première enfance.

L'art de bien nourrir un enfant est d'une rare simplicité, parce que la voie à suivre se dessine avec une évidence presque absolue. Un aliment unique est imposé à l'homme comme à tous les mammifères; ceux-ci s'en contentent, et leur belle santé excite notre envie ou notre admiration.

L'homme, au contraire, avec cet incroyable dédain du bon sens qui le caractérise, juge à propos de donner à l'enfant le moins de lait possible, et de le supprimer entièrement le plus tôt possible. Explique qui le pourra une si inqualifiable aberration d'esprit !

Cette conduite étrange, sinon extravagante, détruit l'effet des sages prévisions du Créateur et neutralise sa bonne volonté. La mort de cent mille victimes innocentes a été impuissante à dissiper tant d'aveuglement. Aussi par combien de douleurs et de chagrins ces mères ignorantes payent-elles leur refus de se soumettre à la plus impérieuse des lois naturelles !

J'accorde une extrême importance au régime de l'enfant au berceau, parce que ce régime contribue puissamment à donner à l'organisme le ton ou la valeur de toute la vie. La nutrition surtout subit alors des modifications dont l'effet se retrouvera plus tard dans tous les actes de cette importante fonction. Combien de dyspepsies iléo-cœcales n'ont dû leur naissance qu'au régime défectueux du premier âge !

« C'est à la première enfance qu'il faut donner toute son attention, comme à une source d'où découleront plus tard la force ou la faiblesse, la vigueur ou les infirmités. » (D' DONNÉ.)

Pour moi, je n'hésite pas à promettre à la jeune mère qui saura bien nourrir ses enfants de décupler ainsi leurs chances naturelles de bonne santé et de longévité.

L'indifférence publique, à propos de ces questions si intéressantes, dépasse toute croyance. Ceux qui ont, malgré tout, le courage de les étudier, sont volontiers pris en pitié par cette foule nombreuse qui compose la *Béotie moderne*. Et cependant les dédaigner pour soi-même est une faute aux yeux de Dieu; c'est un crime quand il s'agit des enfants. Les parents sont moralement responsables de cet aveuglement si commun, qui livrera un jour leurs enfants en pâture au fléau de l'ignorance.

A quoi serviront la fortune et les honneurs à ces futurs princes de la finance, si une santé robuste ne les abrite pas mieux contre les misères inhérentes à la faiblesse humaine? Combien de familles n'ont dû leur extinction qu'à ce fatal dédain de prémunir leurs fils contre les perfidies de la table!

« Le vieillard, dit-on, a besoin de très-peu d'aliments, et ces aliments doivent être *légers ou peu substantiels*. Une nourriture *douce* convient si bien à des intestins fatigués! Un peu de veau ou de poulet, un peu de chocolat, de crême ou de poisson, quelques légumes, la pomme de terre en tête, des fruits bien mûrs ne fatiguent pas l'estomac, laissent la tête libre et forment une excellente alimentation pour la vieillesse. »

Ce raisonnement spécieux a les honneurs de la popularité ; il est à peu près admis comme exprimant une grande vérité. Et cependant il cache la plus dangereuse des erreurs ; car ce genre d'aliments n'a qu'un effet certain, celui d'achever ou de hâter la ruine de l'homme âgé. Il épuise les dernières forces de l'intestin, et conduit agréablement, mais bien plus rapidement, vers la tombe les vieillards dits *obstinés*.

Je m'étonne que cette méthode expéditive d'abréger la vie ne soit pas mieux appréciée par les héritiers avides ou impatients. Quoique plus lente, son action égale celle de la *poudre de succession* et n'en a pas les inconvénients. Au contraire, les heureux possesseurs de la fortune convoitée conserveront intacte la *haute considération* de tous les spectateurs de leur *admirable dévouement*.

Où trouver une maxime mensongère mieux accréditée et plus redoutable pour la vieillesse que ce singulier enthousiasme pour le *régime des dupes* ?

Ce régime, en effet, n'a de *doux* que le nom. Au lieu de lutter contre les conséquences naturelles de l'âge, il rend ces dernières beaucoup plus sensibles et active ainsi l'œuvre du temps.

Il faut sans doute peu d'aliments aux vieillards, mais ces aliments doivent être riches et très-digestibles. Un faible travail intestinal produisant beaucoup de matière alibile reste pour eux le plus sûr garant d'un long avenir.

Le régime conserve donc sur les hommes âgés un empire presque souverain, mais à condition que ce régime ne sera plus celui des jeunes années. Voici les principes qui m'ont paru les plus favorables à leur longévité.

Moins l'intestin peut supporter le travail de la digestion, plus il faut éloigner de lui les mets indigestes ; plus l'assimilation est lente et pénible, plus doit être parfait le choix des aliments à assimiler ; moins les forces naturelles se sont conservées, plus il faut diminuer le volume de l'aliment, plus, en un mot, la qualité doit remplacer la quantité.

Autres temps, autres mœurs. La table du vieillard ne peut plus se garnir des deux ou trois services qui ont fait le bonheur de sa jeunesse. Les mets lourds ou sans valeur nutritive ne sauraient plus lui convenir. Tout ce qui est inutile devient dangereux pour ses organes débilités. *On doit mé-*

nager les intestins d'un vieillard, comme on doit respecter ses cheveux blancs. Je crois me montrer peu exigeant en émettant cette assertion, tant je fais bon marché d'un respect toujours demandé et rarement obtenu, tant les avantages de la longévité priment, à mes yeux, les mesquines jouissances de l'amour-propre satisfait !

S'il existait un aliment plus digestible que la viande, et qui, sous un volume égal, contînt le double de substance nutritive, je le réserverais précieusement pour les hommes très-âgés. C'est avec lui, et en me riant de la pléthore ou de l'irritation, que je les conduirai gaîment jusqu'à l'âge annoncé et non pas rêvé par M. Flourens.

————

La nature, si admirable dans ses prévisions, a soupçonné comme possible, chez l'homme, l'ingestion abusive des bons aliments. Elle y a pourvu, dans une certaine mesure, en donnant à l'économie animale la faculté d'expulser au dehors les portions alimentaires en excès.

« Lorsque la nourriture dépasse la proportion qui est nécessaire pour fournir à la formation d'acide carbonique et d'urée, l'excès de l'aliment est expulsé par les fèces et aussi par les urines, mais cet excès n'a point subi la conversion en urée et n'a point été utilisé. » (M. Bérard.)

J'ai vainement recherché si la nature avait également prévu l'abus des aliments dénués de qualités nutritives ; je ne vois rien qui prouve qu'elle ait songé à nous prémunir contre ce danger, bien autrement terrible que le premier.

C'est en effet ce dernier abus qui use le plus l'intestin et développe les causes les plus actives de maladies. Parmi ces maladies, la dyspepsie iléo-cœcale doit figurer au premier rang. M. Flourens y trouve, en outre, la justification de son mot : *L'homme se tue et ne meurt pas ;* car les déceptions alimentaires ont des conséquences bien plus compromettantes pour la santé que les déceptions de l'amour ou de l'ambition.

Je serais presque tenté d'en conclure que l'aberration de l'esprit humain a dépassé les plus larges prévisions du Créateur. Cependant il serait peut-être plus vrai de dire que Dieu a cru se montrer assez bon et assez généreux en donnant pour guides à l'homme à table le plaisir et la raison. Je ne saurais nier que la civilisation n'ait singulièrement dénaturé le premier et obscurci la seconde. Malgré cela, je ne désespère pas de la raison, et je crois que, mieux inspirée, elle ramènera le plaisir là où il doit être, c'est-à-dire là où le corps se répare, se reconstitue et reprend de nouvelles forces pour l'avenir.

Ce sont là les seules garanties sérieuses pour la santé, et je n'hésite pas à les placer bien au-dessus des prétendus enseignements du passé, des caprices du goût, des bizarreries de la mode et des illusions des lois de l'abstinence.

Le corps humain reste invariablement soumis à l'influence des lois naturelles, lois inflexibles et vieilles comme le monde. C'est à l'homme à étudier longuement ces lois, à les bien comprendre et à les mieux appliquer. Elles forment un abri protecteur pour celui qui les observe ; mais celui qui les brave ou les dédaigne devient deux fois criminel : il s'amoindrit, s'annihile ou se suicide, et, en brisant la chaîne des êtres, dont il était appelé à composer un solide anneau, il déjoue tous les calculs bienveillants du Créateur envers la race humaine. Nos récriminations contre la sagesse de Dieu et l'imperfection de ses œuvres sont moins une amère dérision, une révoltante injustice, qu'une preuve écrasante de notre incurable aveuglement.

Que la vie soit un bien plus ou moins grand, peu importe. Nous ne sommes pas appelés à la discuter. Nous la subissons ou nous en jouissons telle qu'il a plu au Créateur de nous l'octroyer. Nos plaintes, nos regrets, nos prières ou nos aspirations les plus ardentes ne sauraient en obtenir la transformation.

Les poètes et les rêveurs peuvent élever leurs harmonieuses lamentations jusqu'au trône de l'Eternel; si Dieu a la patience d'écouter leurs touchantes élégies, sa volonté immuable ne saurait faiblir jusqu'à faire droit à des réclamations d'un spiritualisme exagéré.

Pour moi, plus humble, plus simple, plus résigné ou plus sage, j'accepte la vie telle qu'elle a été imposée à l'homme. J'étudie seulement avec soin, avec complaisance même, si l'on veut, les conditions de cette vie. Je proclame comme sacré le droit de la rendre très-supportable, de l'améliorer toujours, de la perfectionner sans cesse et de la prolonger le plus possible.

On ne saurait blâmer ces tendances humanitai-
res, puisqu'elles ne sont qu'une franche application de cette sainte maxime, trop souvent oubliée :
*Dieu veut que les hommes, qu'il a créés sains,
restent sains, afin qu'ils puissent le servir avec
contentement d'esprit et allégresse de cœur.*

Admettant les impérieuses lois qui président à
tout organisme vivant, je n'ai pas pu ne pas remarquer les fautes de l'homme à table. Ses erreurs alimentaires sont nombreuses et presque quotidiennes. Il a pris l'habitude d'enfreindre sans scrupule
les vœux les plus clairs de la nature, parce que la
punition ne suit pas immédiatement la faute com-
mise. Cependant ses révoltes contre la volonté ou
les desseins du Créateur compromettent sa vie et
diminuent certainement la somme de ses jours.

Victime ignorante et résignée, l'homme accepte
cette existence courte et tourmentée, comme si les
préjugés séculaires n'étaient pas les seuls obstacles
sérieux à la réalisation de ses rêves de santé et de
longévité.

Je me suis demandé si un moyen assuré d'amélioration et même de guérison, en cas de maladie, ne se trouverait pas dans un simple retour à de meilleures habitudes alimentaires. A cette demande je fais aujourd'hui une réponse très-nettement affirmative.

L'art de se bien nourrir conduit incontestablement à l'art de prolonger sa vie ; c'est pourquoi j'ai supposé et accepté l'art de l'alimentation comme la base la plus solide, la plus réelle, la plus féconde et la plus large de la longévité.

Ces grandes questions trouveront dans *la Vie séculaire* un cadre plus convenable, et seront l'objet d'un examen plus approfondi.

Le traitement que j'oppose à la dyspepsie n'est qu'une application, *momentanément plus sévère*, des vrais principes imposés à la nutrition par le Créateur. J'ai fait de la soumission à ces principes et d'une rigueur extrême dans le choix des aliments la condition principale de la guérison des dyspeptiques.

Quelques succès incontestables, en me prouvant la justesse et la vérité de mes prévisions, m'ont encouragé à les soumettre au contrôle nécessaire de l'expérience générale. C'est pourquoi je me suis décidé à publier séparément ce long travail sur la dyspepsie iléo-cœcale.

Le point de départ est modeste; c'est la plus vulgaire application du sens commun. Mais, avec le raisonnement et l'observation pour guides, l'horizon s'élargit rapidement; les questions les plus obscures et les plus délicates se présentent à chaque pas. Le découragement était inévitable pour moi, si le but à atteindre eût été moins fait pour stimuler les plus nobles ambitions et soutenir les efforts des plus timides.

J'ai tâché d'aplanir un chemin nouvellement ouvert, et je laisse à d'autres la douce satisfaction de le rendre aisément accessible à tous les intéressés.

RECHERCHES

SUR

LA DYSPEPSIE ILÉO-CŒCALE.

————∽◦≫≪◦◦————

PREMIÈRE PARTIE.

PATHOLOGIE. [1]

———————

EXPOSITION DU SUJET.

Je viens soumettre au jugement de mes confrères quelques recherches sur la dyspepsie, maladie fort commune et cependant imparfaitement connue. L'obscurité qui règne encore sur son siége et la nature de la lésion principale, a fatalement amené

[1] L'*Union médicale* a publié la partie pathologique de ce travail dans les mois d'octobre, de novembre et de décembre de l'année 1864.

une grande incertitude sur son nom, sur ses causes, ses symptômes et son traitement. J'ai dû porter mon attention sur tous ces points, et, pour mieux les étudier, j'ai cherché à ne jamais perdre de vue la relation forcée qui existe entre la cause ou l'aliment, et l'effet ou la maladie. C'est, je crois, le meilleur moyen d'arriver à fonder les bases solides de la pathologie comme de la thérapeutique.

L'histoire d'une maladie presque vulgaire, décrite avec soin par tous les auteurs, semble très-facile à recommencer, puisque, sans rompre absolument avec le passé, on peut se contenter de prouver que les mêmes symptômes, mieux observés, mènent à des conclusions différentes. Cependant je dois avouer qu'il est bien difficile de se soustraire à l'empire de ce passé, et de lutter contre des idées reçues, même quand on les croit erronées.

Sans espérer pouvoir surmonter tous ces obstacles, inséparables de ma position actuelle, je vais néanmoins m'efforcer de les oublier et de bien établir ce que je crois être la vérité.

L'idée première de ce travail remonte à l'année 1850. Le temps et l'observation n'ont fait que me confirmer de plus en plus dans ma première opinion.

CHAPITRE PREMIER.

LE NOM.

La dyspepsie a porté et porte encore des noms très-différents, suivant les idées théoriques prédominantes. Les uns lui conservent le nom de gastrite ou de gastralgie, les autres l'appellent entéralgie ou dyspepsie intestinale.

Ces noms ne me satisfont pas ; ils manquent de précision et laissent dans l'esprit une pénible incertitude. Le mot gastrite est tellement malheureux, si justement abandonné, que je ne m'arrêterai pas à faire sur lui la moindre critique rétrospective.

La gastralgie a remplacé la gastrite, et je trouve ce mot aussi mauvais que son prédécesseur. La gastralgie, accordant à l'estomac le rôle principal que je lui refuse, a le tort grave de valoir ainsi à quelques phénomènes de réaction sympathique une importance que ceux-ci ne méritent pas. D'autres auteurs avaient probablement fait la même remarque, puisqu'ils inventèrent les mots entéralgie et dyspepsie intestinale, pour tâcher d'éloigner de l'estomac la scène maladive.

L'entéralgie, désignant surtout les douleurs vives de l'intestin, est une maladie assez rare, fort mal délimitée, et que je regarde uniquement comme l'exagération de l'un des symptômes ordinaires de la dyspepsie.

Le mot dyspepsie intestinale appartient à une époque plus moderne ; c'est lui qui a eu l'honneur d'enlever à l'estomac le privilége abusif d'occuper le premier rôle dans l'histoire des troubles intestinaux.

Aussi la dyspepsie, en plaçant franchement dans l'intestin le siége du mal, a-t-elle été un véritable progrès. Mais ce premier n'a de valeur que s'il aide à en faire plusieurs autres. L'intestin est très-long et remplit un espace très-étendu dans le corps. Le mot dyspepsie intestinale ne désigne pas la partie de cet organe où siége la lésion principale.

J'ai tenu à dépasser en précision mes devanciers et à déterminer exactement le point de l'intestin où le mal réside en permanence. Ce point a échappé à l'observation des médecins, parce que, le début de l'affection n'en indiquant pas la gravité, les recherches sur son siége précis n'ont pas été portées très-loin. Plus tard, la maladie s'étant aggravée, il a été presque impossible de remonter à la cause première du mal, tant les réactions et les symptômes de voisinage en ont altéré et modifié la physionomie naturelle.

Mais, une fois le siége de la lésion bien connu, l'étude des symptômes, dès lors plus facile et plus claire, aide à dissiper entièrement les derniers voiles qui rendent encore obscure l'histoire des affections dyspeptiques. Cela m'a permis de réunir, sous la même dénomination, des maladies dont la source est commune et qui portent néanmoins des noms différents.

J'ai longtemps hésité sur le choix d'un mot capable de bien désigner le mal que j'étudiais. Le grec et le latin pouvaient au besoin me fournir des noms aussi disgracieux que peu euphoniques. Je me suis rappelé à propos les insuccès nombreux de ce nouveau vocabulaire, et ce souvenir m'a découragé.

J'ai donc cru plus sage d'accepter le mot dyspepsie, non parce qu'il est parfait et à l'abri de toute critique, mais parce qu'il est connu de tout le monde et dénué de prétention ; seulement j'y ai joint le mot iléo-cœcale, pour désigner le point précis de l'intestin que je déclare être le siége de la lésion fonctionnelle. Le mot dyspepsie iléo-cœcale n'excite en moi aucun enthousiasme, et si un meilleur m'est offert, je m'empresserai d'en faire mon profit.

CHAPITRE DEUXIÈME.

SIÉGE DE LA DYSPEPSIE ILÉO-COECALE.

L'estomac a été désigné pendant si longtemps par les médecins comme le siége de presque toutes les affections intestinales, que chaque jour nous en retrouvons un souvenir vivace dans les bruits du monde, où celui qui souffre de ses digestions répète invariablement : *J'ai un très-mauvais estomac.*

Ce mot consacre une grave erreur, et je la signale très-hautement, parce que les erreurs de mots, en apparence les plus inoffensives, sont les plus tenaces et les plus longues à déraciner.

L'estomac n'a pas ce caractère insupportable qu'on lui suppose, et je lui trouve même une humeur excessivement débonnaire. Il ne s'enflamme que sous l'action des poisons les plus violents ou à la suite des blessures, et la gastrite est devenue

un être tellement fantastique et rare, que mes regards avides n'ont jamais pu la contempler.

Lorsqu'une masse alimentaire, trop abondante
ou mal choisie, remplit et surcharge l'estomac,
celui-ci la rejette par le vomissement, et le reste
de l'économie assiste impassible à cette rapide opé-
ration. L'habitude du syrmaïsme était fondée uniquement sur la mansuétude ordinaire et bien connue de cet organe.

Si au contraire l'indigestion se déclare lorsque
l'intestin a reçu le produit du travail digestif de
l'estomac, la scène change complètement. Les
troubles intestinaux sont nombreux, variés, et les
douleurs qui les accompagnent ont sur l'économie
entière un profond retentissement, dont ne donnent jamais une idée les indigestions stomacales.

C'est à cette simple observation que je dois la
pensée d'avoir cherché à mieux étudier les phénomènes morbides des diverses portions de l'intestin. En suivant pas à pas la masse alimentaire,
en tenant compte du temps écoulé, en rapportant
la sensation à tel point de l'intestin, et en remar-
quant les retours à peu près invariables des mêmes accidents, après le même temps écoulé, j'ai pu
acquérir bien vite la conviction que la plupart des sensations morbides, localisées dans l'estomac, avaient,
bien loin de celui-ci, un siége très-différent.

Je me suis alors demandé pourquoi cette remarque n'avait pas été généralisée plus tôt. J'ai cru en trouver la cause dans la disposition anatomique de l'estomac, recouvert par le gros intestin, et dans l'unanimité des plaintes des malades accusant constamment leur estomac d'être le siége de leurs douleurs.

En effet, le gros intestin recouvre à peu près complètement *l'estomac vide*. Or, celui-ci étant toujours vide, excepté pendant les deux heures qui suivent chaque repas, il en résulte que, seize ou dix-huit heures sur vingt-quatre, il est relégué en arrière et sur un second plan. Si un trouble, une légère colique naissent dans l'intestin, si un gaz chemine trop rapidement dans le colon transverse, immédiatement une gêne, un malaise ou une véritable douleur se font sentir juste au niveau de l'estomac. Quoique celui-ci soit rentré dans le repos pour ne pas troubler l'activité de l'intestin, le malade l'accuse immédiatement d'être l'auteur de ses maux, et le médecin, non prévenu ou négligeant cette cause particulière d'erreur, accepte, à peu près sans autre contrôle, l'accusation du malade. De là la culpabilité avouée de l'estomac et l'innocence généralement admise du gros intestin.

Cependant je dois reconnaître qu'il est souvent bien difficile de saisir la différence entre la douleur néc dans l'estomac seul et celle rencontrée dans le gros intestin. Cette recherche du siége réel de la douleur exige une attention soutenue et parfois une observation de plusieurs jours, d'autant plus que l'estomac éprouve fatalement le contre-coup des troubles causés par une lésion ancienne de l'intestin. Ces retentissements douloureux sont autant les effets des réactions sympathiques que l'effet du voisinage des organes. Mais, sans la superposition de ces derniers, la confusion dont je parle aurait certainement été évitée.

Du reste, les liens de sympathie entre l'estomac et le gros intestin sont assez grands pour que les réactions de l'un sur l'autre soient venues augmenter encore cette confusion. Ainsi, un trouble ancien et très-marqué dans le gros intestin empêche la digestion stomacale et détermine même le vomissement, tout comme l'introduction des aliments dans l'estomac suffira une autre fois pour que, suivant l'expression de M. Bérard, *les liquides pleuvent dans le gros intestin.* C'est ce phénomène qui s'observe dans la diarrhée, où le moindre repas provoque des selles immédiates. Les malades, avec cette magnifique indifférence du bon sens qui ne les quitte jamais, y ont puisé la conviction qu'ils rendent, par le bas, leur dîner, cinq minutes après l'avoir ingéré.

Tous ces faits expliquent, sans les justifier, les erreurs de localisation morbide, contre lesquelles je suis obligé de m'élever en ce moment, pour n'avoir plus à les combattre plus tard. Je me contente ici de reporter sur le gros intestin la responsabilité des troubles locaux, qui pèse encore, et à tort, soit sur l'estomac, soit sur l'intestin grêle.

Je désigne donc, comme siége principal de la dyspepsie iléo-cœcale, le *cœcum*, le *colon ascendant*, le *colon transverse* et le *commencement du colon descendant*. Ce dernier point est beaucoup plus rarement atteint; il ne devient le siége apparent de la douleur que lorsque les troubles des parties précédentes sont très-anciens et ont pris de grandes proportions.

Voici les raisons qui m'ont conduit à cette importante conclusion. Ces raisons découlent naturellement de l'étude approfondie des fonctions ordinaires de l'intestin, dont je dois donner ici un court résumé.

Nos préoccupations sur la digestion dépassent à peine l'estomac. On dit légers les légumes qui en sortent très-vite, parce qu'on suppose la difficulté de leur digestion proportionnelle à la durée de leur séjour dans cette cavité. On appelle aliments lourds les viandes, parce que leur séjour prolongé dans l'estomac reporte sur celui-ci notre pitié pour les fatigues supposées de cette prolongation.

Voilà la source d'une double et vieille erreur.
Celle-ci fausse encore aujourd'hui l'appréciation de
la valeur relative des aliments, et vaut à l'estomac
une prépondérance imméritée. C'est sur le travail
des intestins seuls, petit et gros, que je voudrais
voir se porter les investigations de la science, bor-
nées à peu près jusqu'ici à la digestion stomacale.

Il est bien entendu que je rattache à cette dernière le concours énergique des sécrétions biliaire
et pancréatique.

Une fois l'estomac débarrassé de son travail préliminaire, on regarde comme terminée la partie la
plus difficile de la digestion, et, si tout n'est pas
complètement fini avec elle, au moins n'a-t-on plus
à s'inquiéter des phénomènes consécutifs, qui restent tout à fait secondaires. Le défaut d'observation
prend ici une proportion effrayante.

Le travail, dont l'homme a la conscience immédiate, est achevé avec la digestion stomacale, c'est
vrai ; mais le travail le plus essentiel comme résultat, le plus pénible pour les organes actifs, le
plus compliqué dans ses diverses phases, le plus
minutieux dans les détails et le plus apte à provoquer de lointaines réactions, échappe à cette observation superficielle. Au lieu de chercher à pénétrer
les mystères de l'évolution digestive du gros intestin, les physiologistes ont trouvé plus commode de

les négliger. Les uns ne soupçonnent pas l'importance de cette fonction, les autres révoquent en
doute son existence, et les plus avancés en parlent
en lui consacrant à peine quelques mots.

Cet ordre mal établi a donc besoin d'être modifié. L'étude de la digestion stomacale a enfanté
autant d'erreurs que de vérités utiles *à l'homme à
table*. On a donné une telle importance au premier travail de l'estomac, que les recherches sur la
seconde digestion sont restées dans un regrettable abandon.

Je ne nie pas la nécessité de ce travail prépara-
toire, mais je ne le place plus au premier rang, et
je déclare plus essentielle pour le pathologiste l'é-
tude des phénomènes ayant pour agent et pour
siége le petit et le gros intestin.

La pathologie m'a fait pressentir cette nouvelle
physiologie, que nous donnera certainement un
prochain avenir.

Toutes les parties du tube intestinal ne sont pas
également aptes à bien digérer les mêmes aliments.

L'aliment animal et l'aliment végétal ne sont pas
destinés à être digérés et absorbés dans les mêmes
points de l'intestin.

Plus l'aliment est alibile, comme la viande, plus
sera long son séjour dans l'estomac. Plus sera

grande la quantité de matière absorbée dans l'intestin grêle, plus seront considérables les profits de l'économie générale, et moins sera sensible le travail réservé au gros intestin.

Moins l'aliment est alibile, comme le végétal, moins sera long son séjour dans l'estomac, et plus sera rapide son trajet dans l'intestin grêle, où son absorption est nulle pour arriver dans le gros intestin, où commence pour lui la *seconde et véritable digestion*. Le travail des intestins, dans ce dernier cas, est donc plus long et plus pénible. Il est en outre moins rémunérateur, parce que la quantité de matière assimilée est peu considérable, sans rapport avec le travail imposé et avec le volume des aliments ingérés.

L'exactitude de ces faits a été parfaitement reconnue chez les hommes atteints d'un anus contre nature. L'hygiène et la physiologie ont dû se mettre d'accord avec les sensations et les besoins de ces malheureux, afin d'arriver à l'adoption des seuls aliments capables de leur conserver la vie.

Ces expériences sont trop connues pour que je croie devoir m'y arrêter plus longtemps. Elles ne me servent ici qu'à constater la faculté de digestion des aliments non azotés, dévolue au gros intestin, tandis que l'estomac et le petit intestin suffisent à peu près à la digestion des viandes.

Cette *division du travail* intestinal, quant à la digestion d'abord et quant à l'absorption ensuite, suivant la nature des aliments, n'a pas été assez étudiée ; c'est pourquoi je viens appeler sur elle l'attention des physiologistes, tant, je le répète, je suis convaincu que, dans cette voie, un immense progrès attend la physiologie et la pathologie.

Le gros intestin a été et est encore regardé comme un organe inerte et passif, où, presque sans qu'il y prenne part, se termine la série des évolutions successives de la digestion. Son rôle n'est pas aussi modeste. Il est très-actif pour la digestion d'une très-grande partie de nos aliments habituels ; mais il est surtout actif pendant le sommeil, au moment où l'absorption des produits alimentaires a besoin, pour s'achever, du concours du calme de la nuit. *Somnus labor visceribus.* Aussi, le sommeil vient-il à manquer, les forces brisées indiquent plus l'absence de réparation par l'absorption nocturne que l'absence du repos du corps.

Si, d'un autre côté, une cause quelconque rend impossible le travail absorbant et nocturne du gros intestin, le sommeil est agité, inquiet ou complètement interrompu. J'ai tiré de l'observation de ces faits la conclusion suivante : *Le trouble du sommeil indique avant tout l'imperfection de la seconde*

digestion et la perturbation ou l'absence de l'ab-
sorption alimentaire dans le gros intestin.

Je dois encore faire ici une remarque physiologique très-importante, parce qu'elle contribue à
prouver que la dyspepsie iléo-cœcale siége bien
dans le gros intestin, en même temps qu'elle con-
firme la fonction spéciale, affectée à ce dernier, de
digérer les aliments non azotés.

Cette remarque porte sur la maigreur constante
de tous les malades atteints de dyspepsie depuis
plusieurs années. Chez eux, le gros intestin, siége
de la maladie, ne fonctionne plus comme avant
l'invasion du mal. Le produit matériel de cette digestion particulière diminue, à raison de l'imperfection de la fonction elle-même.

Or, les légumes, chargés surtout de fournir au
corps les matériaux graisseux, traversent cet organe en faisant renaître chaque jour de nouveaux
troubles maladifs, au lieu de fournir à la nutrition
une quantité suffisante de principes alibiles. L'imperfection de la deuxième digestion entraîne la diminution de l'absorption dans le gros intestin. De
là un déficit inévitable dans la somme des matières
graisseuses, réparties dans le tissu cellulaire de
tout le corps.

Privée d'une partie de ces ressources ordinaires
et forcée néanmoins de faire face aux besoins quo-

tidiens de la calorification et de la respiration, l'économie est alors obligée de reprendre la graisse inactive et déposée autrefois, en prévision des besoins futurs, dans les diverses parties du corps.

Cette graisse, une fois enlevée, se remplace difficilement, puisque le gros intestin n'a pas repris la régularité de ses fonctions. Aussi la maigreur des dyspeptiques atteint très-vite ce degré remarquable, sur lequel je tiens à fixer l'attention en ce moment. Cette maigreur est d'autant plus extraordinaire qu'elle ne paraît pas être en rapport avec le peu d'intensité des symptômes morbides accusés par le malade. Celui-ci se plaint sans cesse, il est vrai ; mais, comme il a conservé l'appétit, il mange avec plaisir, il peut même parfois manger beaucoup. Malheureusement, ces aliments passant sans être absorbés, il maigrit de plus en plus. La perturbation des fonctions iléo-cœcales équivaut pour lui à la suppression des aliments non azotés.

Cette diminution de l'embonpoint naturel chez les dyspeptiques vient donc corroborer la démonstration de ce double phénomène : le siége de la dyspepsie iléo-cœcale dans le gros intestin et la fonction digestive spéciale réservée à ce dernier.

CHAPITRE TROISIÈME.

NATURE DE LA DYSPEPSIE ILÉO-CŒCALE.

Si l'on doit appeler nerveuses toutes les maladies qui sont lentes, apyrétiques, peu dangereuses et sujettes à retour, il est évident que la dyspepsie iléo-cœcale chronique doit être classée dans les affections dites nerveuses.

Cependant je ne saurais me résigner, sans protestation, à cette trop commode classification, parce que je la trouve vague, insuffisante et même défectueuse. *Maladie nerveuse* signifie : *maladie inconnue ou mal connue.* J'aime mieux un aveu franc et complet qu'une habileté de langage, masquant un défaut ou une imperfection de la science. Un tel aveu, loin d'être un danger, devient un encouragement autant qu'un appel à de nouvelles recherches. Je crois même qu'un prochain avenir nous permettra de découvrir ce qu'il y a encore d'obscur et de caché dans la plupart des lésions apyrétiques. Probablement il sera possible alors de leur trouver une place plus convenable que celle qu'elles ont occupée jusqu'à présent, au milieu des nuages des névroses.

La lésion intestinale, dans la dyspepsie iléo-cœcale, peut se décrire ainsi : une lésion de fonction, sans lésion *appréciable* de la texture organique de la muqueuse, une altération de la sensibilité, sans destruction de la trame nerveuse, un vice dans la sécrétion des glandes intestinales, sans inflammation de ces glandes, et un défaut dans l'énergie de l'absorption, sans désorganisation des vaisseaux absorbants. C'est surtout dans l'état chronique de la dyspepsie que ces phénomènes sont les plus évidents.

Je comprends très-bien les imperfections de cette description ; mais comment être plus clair quand l'anatomie pathologique fait absolument défaut? Faut-il faire un crime aux malades de ne pas mourir de la dyspepsie iléo-cœcale? Je ne le pense pas. Cette compensation est assez heureuse pour diminuer les regrets causés par l'absence d'un complément indispensable à toute bonne étude pathologique, d'autant plus que les symptômes révélateurs étant si nombreux, si constants, et se retrouvant sur un si grand nombre de malades, le médecin peut presque se consoler de ne pas avoir l'anatomie pathologique pour guide et pour auxiliaire.

Néanmoins, afin de mieux faire comprendre comment un organe ainsi lésé continue, quand même et jusqu'à un certain point, ses fonctions habituelles, je vais invoquer le secours d'une très-ancienne comparaison.

Je comparerai cet état maladif à l'état imparfait d'un chariot, dont la roue, arrivée à un même point de son circuit, fait entendre un cri aigu et agaçant. Ce bruit n'empêche pas la roue de tourner et le char de cheminer jusqu'à sa destination; cependant il indique un vice dans la roue, un défaut dans une des pièces de la charpente, une réparation urgente et nécessaire à la conservation du char.

Les mêmes phénomènes se présentent dans l'évolution fonctionnelle de l'intestin, où le malaise et la douleur remplacent le cri strident de la roue, chaque fois qu'un travail digestif est demandé à la portion malade de ce même intestin. La fonction de ce dernier se fait encore, mais elle *crie*, elle est douloureuse, incomplète, improductive, et amène insensiblement le déclin de l'organisme. Elle permet encore le maintien de la vie, mais la souffrance qui l'accompagne indique l'abus des travaux antérieurs, l'épuisement d'un organe surmené ou se révoltant contre le défaut de qualités dans les aliments préférés, le vice consécutif de la digestion quotidienne, et un besoin urgent de réparation, sous peine de voir un désordre irrémédiable succéder à un trouble passager.

Cette comparaison est imparfaite, comme toutes les comparaisons. Elle seule cependant donne une idée très-nette de la nature particulière de la dyspepsie iléo-cœcale, telle que je la comprends.

Enfin les nerfs eux-mêmes sont-ils le siége du mal, et les désordres nerveux, inséparables de ces manifestations symptomatiques, prouvent-ils qu'il soit possible de rattacher cette affection aux névroses ? Je ne le pense pas, car rien ne démontre la justesse d'une telle supposition. A ceux qui attachent une importance exagérée à l'existence de certains symptômes nerveux, je puis, sans passer dans le champ si large des hypothèses, opposer une explication plus naturelle, appuyée sur une loi physiologique générale et bien connue.

Les vices de la nutrition, étant inséparables de la dyspepsie iléo-cœcale, amènent rapidement un affaiblissement général qui se traduit par une anémie plus ou moins prononcée. Dès lors le sang, privé de ses plus précieuses qualités, ne gouverne plus d'une main aussi ferme son royaume nerveux. *Sanguis moderator nervorum.*

De cet état incontestable découle une foule de vices dans l'administration intérieure. Plus l'action débilitante de la maladie sera ancienne et prononcée, plus seront nombreux et variés les troubles nerveux. Le désordre, dans ces cas, tient, non à la lésion de la substance nerveuse, mais à l'imperfection du gouvernement sanguin.

L'observation de chaque jour vient confirmer ces sages vues de l'esprit. En effet, la dyspepsie iléo-cœcale guérit par l'action reconstituante du régime tonique. Aujourd'hui personne ne le conteste plus. Ce régime agit en rendant au sang les éléments qui lui manquent, et en le ramenant à ce niveau de perfection qui fait sa force et lui vaut son *sceptre modérateur*. Or, que fait le sang redevenu riche? Il retrouve sa puissance et gouverne mieux *ses sujets*, je veux dire ses nerfs.

L'état nerveux, dans la dyspepsie, n'est donc qu'une variété de troubles fonctionnels engendrés par l'anémie, suite elle-même d'une imperfection prolongée de la nutrition. Et, chose bien digne d'être remarquée encore une fois, la digestion rétablie par un régime tonique et fortifiant, les troubles nerveux cessent en même temps que disparait la dyspepsie iléo-cœcale. *Naturam morborum ostendunt curationes.*

CHAPITRE QUATRIÈME.

AGE.

L'âge le plus favorable au développement de la dyspepsie iléo-cœcale est l'âge adulte, cet âge intermédiaire où commence à se perdre le privilége des digestions rapides et faciles, réservé à l'enfance et à la jeunesse. Le jeune âge n'est pas à l'abri de la dyspepsie, mais l'inflammation naît si promptement chez lui sous l'influence des causes perturbatrices, que la dyspepsie a rarement le temps de trouver, dans le prolongement de leur action, les conditions de sa naissance. L'éloignement de ces mêmes causes amène aussi très-rapidement la cessation des troubles et le retour de l'aptitude aux bonnes digestions.

Du reste, les premiers malaises, consécutifs à l'usage d'une nourriture mal choisie, sont un avertissement sévère et dont il faut tenir grand compte, quel que soit l'âge ; car la continuation du régime défectueux amène fatalement une explosion maladive. Cette maladie sera, pour l'enfant, une entérite, pour la jeunesse, une fièvre typhoïde, et pour l'âge adulte, une dyspepsie iléo-cœcale.

L'intestin, jusqu'à un certain âge, supporte assez bien les aliments ingérés, même quand ils n'ont pas toutes les qualités désirables. La jeunesse conserve à peu près constamment la faculté de digérer rapidement les mets les plus variés et les plus suspects. Malheureusement, cette faculté, soumise à de trop fréquentes épreuves, s'use vite et ne se retrouve plus. Comme les jeunes arbres auxquels tous les terrains suffisent momentanément, et qui languissent toute leur vie lorsque le sol n'est pas celui qui leur convient, les hommes jeunes épuisent rapidement leur vigueur première dans une lutte contre des aliments indigestes et peu nourrissants. Un mauvais sol donne des arbres rabougris, un régime défectueux rend les hommes maladifs. La même loi gouverne le règne animal et le règne végétal. C'est à l'homme à bien étudier cette loi et à ne pas essayer contre elle une révolte où il sera fatalement vaincu.

L'homme âgé, dont la vie antérieure n'a pas été affligée par des troubles digestifs, voit très-exceptionnellement naître la dyspepsie iléo-cœcale. Il jouit en paix du bénéfice acquis par la sagesse de son régime alimentaire antérieur. Il n'en est pas de même du vieillard dont la vie n'a été qu'une longue plainte contre la mauvaise organisation de *son estomac*. Je connais un Lyonnais devenu dyspeptique à l'âge de vingt-six ans, à la suite des repas trop modestes qu'impose parfois la vie d'étudiant à Paris ; son âge avancé n'a pas encore amélioré son état. Il souffre, se plaint, comme il y a vingt ans, et n'a jamais pu se résigner à abandonner le régime *adoucissant* qu'il s'entête à conserver, et qui fera de sa vie inactive un long martyre.

Parmi les prédestinés à la dyspepsie iléo-cœcale figurent, en première ligne, les enfants *gâtés ou mal élevés*. Sous prétexte de leur complaire, des parents faibles et ignorants laissent ces enfants dévorer, à chaque heure du jour, et suivant les caprices de leur goût, les fruits, les gâteaux, les pâtisseries, les sucreries, les châtaignes ou les pommes de terre... Funeste imprudence, dont les conséquences ne sont pas prévues ! L'aveuglement et la faute des parents vaudront à ces enfants *gâtés* de nombreuses et cruelles maladies. Explique qui pourra cette absence de sens commun chez les mères ! Elles adorent leurs enfants et leur donnent froidement les aliments les plus capables de compromettre l'avenir de leur santé. Elles ne veulent pas comprendre que ces êtres tant aimés ne sont victimes que des faiblesses maternelles. Pour la courte satisfaction de leur faire un plaisir *d'une minute,* elles oublient les conseils de la plus vulgaire raison. Hélas ! la vie de ces enfants fait, depuis des siècles et sans les éclairer, les frais de cet impardonnable oubli, ou plutôt de cette coupable ignorance.

Les enfants à la mamelle, auxquels on donne trop tôt des aliments autres que le lait, ont souvent le dévoiement, et contractent ainsi, pour un âge plus avancé, une funeste prédisposition à la dyspepsie iléo-cœcale. L'impression subie pendant le jeune âge laisse à l'intestin une susceptibilité très-vive et facilement maladive. Celle-ci, ne se perdant plus, se traduit plus tard par des digestions difficiles, et, avec un régime moins parfait, la dyspepsie iléo-cœcale en devient, pour ainsi dire, la terminaison forcée.

CHAPITRE CINQUIÈME.

La femme est beaucoup plus que l'homme exposée à l'invasion de la dyspepsie iléo-cœcale. Sa vie sédentaire, où l'activité musculaire existe à peine, ne surexcite pas assez le mouvement vital, et son appétit languit toujours. Elle cherche alors à compenser ce défaut d'appétit par le choix de mets plus agréables, mais lourds, indigestes et sans vertu nutritive. Ces mets fatiguent l'intestin et rendent l'appétit encore plus capricieux. Les malaises surviennent, sans gravité d'abord, plus fréquents ensuite, et, le mauvais régime continuant, la dyspepsie iléo-cœcale se déclare.

Les hommes adonnés aux travaux du comptoir ou du cabinet, vivant dans l'inaction et l'oisiveté, et dont la vie, en un mot, se rapproche de celle de la femme, sont très-exposés à l'invasion de cette maladie. Malgré cela, le nombre des hommes atteints reste moindre que celui des femmes, probablement parce que la vie inactive des premiers est beaucoup plus active encore que celle des femmes.

La dyspepsie iléo-cœcale fait de nombreuses victimes parmi les riches habitants de la campagne, vivant dans l'opulence et l'oisiveté. Leur indolence, aggravée par leur habitude de manger presque uniquement les produits de leur laiterie, de leur jardin et de leur verger, leur crée une très-fâcheuse prédisposition à cette maladie.

Mais le laboureur, le vigneron, le jardinier, en un mot tous ceux qui travaillent à la terre, sont à peu près constamment à l'abri du mal. La fermière, dont les travaux pénibles peuvent être comparés à ceux de son mari, jouit du même privilége. On dirait que l'intestin, chargé de l'entretien d'un organisme aussi agité, a la conscience qu'une imperfection momentanée dans ses fonctions ordinaires entraînerait nécessairement la ruine de toute l'économie. La nature, bonne et prévoyante mère, a rendu cet accident très-rare ou impossible, en donnant à l'intestin une force de digestion proportionnelle à l'activité de la vie. Si néanmoins des écarts de régime ruinent ces puissants organismes, il survient alors une inflammation rapide qui termine brusquement l'existence compromise, sans laisser la moindre place aux lenteurs de la dyspepsie iléo-cœcale. La vie active et en plein air offre donc ce double avantage : 1° de préserver des atteintes de la dyspepsie iléo-cœcale les hommes adonnés aux travaux des champs ; 2° de rester pour les victimes de cette maladie un puissant moyen de guérison.

CHAPITRE SIXIÈME.

L'habitude de manger sans faim, à toute heure du jour et toute espèce d'aliments, est la cause la plus ordinaire des fatigues de l'intestin. L'irrégularité des repas, avec de très-bons aliments, a moins d'inconvénients. Cette irrégularité devient très-dangereuse lorsqu'elle est aggravée par le défaut de qualité dans la nourriture quotidienne. Des mets choisis rendent plus inoffensif l'ennui de l'attente, mais un retard, suivi d'un mauvais repas, constitue un péril sérieux pour les intestins.

Parmi les aliments qui ont le privilége de favoriser la naissance de la dyspepsie iléo-cœcale, je citerai en première ligne l'usage du maigre pour les gens oisifs, et, pour tous les adultes, la funeste manie de déjeûner au lait pur ou uni au café et au chocolat. Ces aliments nourrissent très-peu et fatiguent énormément la partie inférieure de l'intestin. Je ne parle pas de l'estomac, que je replace à un rang tout à fait secondaire, et dont on a eu le tort immense de se préoccuper beaucoup trop.

Après un nombre plus ou moins grand d'imprudences alimentaires, des malaises mal définis commencent à se faire sentir, puis se rapprochent, deviennent de plus en plus sensibles, et enfin une indigestion se déclare. Celle-ci appelle souvent, pour la première fois, l'attention sur le trouble des intestins. On se trompe en la regardant comme la cause de tous les désordres consécutifs, parce qu'elle n'est que le premier indice révélateur d'une affection déjà ancienne.

« On a exagéré, dit M. Michel Lévy, l'influence des indigestions sur la production de beaucoup de maladies ; elles sont l'effet de lésions déjà développées, aussi souvent qu'elles les font naître. »

On a attribué à une foule de causes la naissance de la dyspepsie iléo-cœcale. Pour moi, je n'hésite pas à les ramener à une seule qui les comprend toutes : le défaut de qualité dans l'aliment.

En essayant de remplacer la qualité par la quantité, comme on le fait partout, on a encore rendu plus sensibles les effets nuisibles déjà remarqués. Les organes souffrent plus du travail imposé par ce surcroît d'aliments très-lourds, que l'économie ne bénéficie de l'ingestion d'une telle masse. Le poids seul les fatigue, les épuise d'autant plus rapidement qu'ils seront moins soutenus par la puissance et l'activité du premier âge.

Arrivés à ce point périlleux, les intestins, comme s'ils avaient le sentiment de leur impuissance, fonctionnent chaque jour de plus en plus mal, ou même se révoltent clairement contre tout nouvel effort demandé. C'est en ce moment que la dyspepsie iléo-cœcale va prendre naissance, à moins, accident plus grave pour la vie, qu'elle ne cède la place à une franche inflammation des organes digestifs.

Les autres causes n'acquièrent une véritable puissance d'action qu'en profitant de l'affaiblissement produit peu à peu par le défaut de qualité dans l'aliment. Un homme bien nourri depuis plusieurs années peut, *momentanément*, s'exposer à toutes les causes de la dyspepsie et continuer quand même à se bien porter. Il a trouvé dans un bon régime antérieur un préservatif infaillible contre les atteintes de ce mal. Mais l'homme dont la vie est peu active, et qui, en alimentation, a le tort de se contenter de peu, de manger de tout et à toute heure, n'échappe que par hasard à l'influence maladive, créée par une mauvaise alimentation et aggravée trop souvent par un excès de travail, un chagrin violent ou une inquiétante préoccupation.

L'insuffisance des aliments se rencontre beaucoup plus qu'on ne le croit, parmi les favoris de la fortune, et c'est précisément sur cette classe, en apparence si privilégiée, que la dyspepsie iléo-cœcale exerce les plus grands ravages. Le repos prolongé du corps, quelle qu'en soit la cause, a des inconvénients pour la santé, et demande, pour rester inoffensif, le secours d'une alimentation très-choisie. L'Eglise, sans pitié pour les gens oisifs, leur a réservé toute la sévérité de ses lois sur l'abstinence. Le régime insuffisant qu'elle leur impose les conduit fatalement à la dyspepsie iléo-cœcale. Mais la soumission aux lois de l'Eglise n'est pas un danger aussi grand que celui occasionné par l'insouciance et l'ignorance des gens du monde pour tout ce qui se rattache à la nourriture. Les riches trouvent dans la recherche et l'excès des aliments les périls auxquels ne sont pas exposés les pauvres ouvriers.

C'est là la preuve évidente que la principale cause de la dyspepsie naît de la réunion de cette double condition défavorable : inaction relative du corps et mauvais régime, puisque les privations et la misère ne la développent pas chez le pauvre travailleur de la ville ou des champs.

Je dois expliquer ici en quelques mots ce que j'entends par le mauvais choix des aliments.

Un aliment est mal choisi et peu propre à nour-

rir l'homme, quand, sous un volume donné, il ne
contient pas une somme suffisante de matériaux
alibiles, et quand, en outre, il exige de l'intestin un
long et pénible travail de digestion. Le produit de
cette dernière est, dans ces conditions, peu fructueux pour le corps, quoique très-pénible pour les
organes en action. De là une dépense énorme de
forces vives, une réparation incomplète, sans rapport avec les pertes du corps, et, peu à peu, un déficit temporaire dans l'économie générale. Commencé un jour, ce déficit augmente avec la prolongation du même régime et entraîne très-vite la
ruine du plus riche organisme.

Ainsi cette série d'imprudences alimentaires compromet l'avenir de la santé, en même temps qu'elle
épuise la force digestive de l'intestin. La dyspepsie
iléo-cœcale révèle donc ce double et fâcheux résultat : déclin de l'organisme et diminution de l'activité intestinale. C'est, au début, un simple appel
à un régime meilleur ou plus convenable. Heureux
ceux qui comprennent immédiatement cet appel!
Les fautes du passé sont encore faciles à réparer ;
car plus la période du début s'éloigne, plus seront
grandes les difficultés à vaincre pour obtenir une
complète guérison.

L'hérédité peut figurer parmi les causes aggra-
vantes de la dyspepsie, d'autant plus que les en-

fants adoptent ordinairement les habitudes alimentaires des parents, et que les mêmes causes produisent alors les mêmes effets. Mais l'hérédité restera à l'état de cause latente, tant que la cause déterminante, c'est-à-dire un régime défectueux, ne viendra pas la compléter. Le meilleur moyen de neutraliser l'influence héréditaire, c'est de rompre absolument avec les habitudes culinaires établies dans la famille et déjà coupables de la naissance des dyspepsies chez les ascendants.

M. Durand-Fardel, pour différencier la gastralgie et la dyspepsie, a cherché à leur trouver des causes différentes : il prétend que les causes de la dyspepsie sont dépressives et celles de la gastralgie plutôt stimulantes. Les premières sont générales, comme les affections morales tristes, les excès de travaux intellectuels, une alimentation insuffisante et les maladies débilitantes ; les secondes sont ordinairement locales, comme les abus de régime, les dîners somptueux, trop souvent renouvelés, ou les émotions passionnelles.

Cette distinction est séduisante en théorie, mais, auprès du malade, ces causes si diverses se confondent entre elles et, comme il était facile de le prévoir, engendrent une fâcheuse et inévitable indécision. Elles n'ont qu'un effet commun et incontestable, celui de débiliter profondément l'organisme.

Elles produiront tantôt la gastralgie, tantôt la dyspepsie, suivant la susceptibilité de chaque individu, ou, pour être plus clair, suivant la partie de l'intestin la plus fatiguée et la plus détériorée par la mauvaise composition des repas antérieurs.

Car nous savons qu'en pathologie les conditions organiques dominent les influences maladives, et les dirigent invariablement vers les organes affaiblis et moins résistants. La même impression de froid produit chez l'un une pleurésie, chez l'autre un rhumatisme, et sur le troisième une amygdalite. Pourquoi? Parce que chez ces trois malades, les prédispositions antérieures étant différentes, l'influence maladive en a subi le contre-coup et a dû varier ses effets.

Or, quelle est la partie de l'intestin qui souffre le plus à la suite des repas somptueux ou mal composés ? C'est incontestablement, pour moi, la partie iléo-cœcale de l'intestin. Donc, même en acceptant la distinction de M. Durand-Fardel, la dyspepsie sera beaucoup plus fréquente que la gastralgie; ce qui n'aurait pas lieu si la distinction de cet observateur éminent était fondée, puisque la dyspepsie et la gastralgie devraient avoir une part égale, comme leur cause productrice a sur le genre humain une influence à peu près égale.

Pour moi qui n'admets la gastralgie que comme

une expression sympathique de la dyspepsie iléo-
cœcale sur l'estomac, je ne puis accepter les distinctions de M. Durand-Fardel. Le siége du mal,
différent pour chacun de nous, explique ces différences d'appréciation. La gastralgie restera donc,
grâce au point de vue nouveau où je me suis placé,
une douleur siégeant dans le gros intestin, recou-
vrant l'estomac vide, ou bien une réactiou de l'intestin sur ce dernier. En résumé, je maintiens,
comme cause première de la dyspepsie iléo-cœcale,
*l'usage prolongé d'un aliment sans qualité nu-
tritive suffisante,* chez une personne oisive ou travaillant assise.

Je ne nie pas l'influence des autres causes in-
voquées par les auteurs ; mais je place ces causes
à un rang secondaire. Elles aggravent un état déjà
ancien et sont incapables de le faire naître chez celui dont le régime est constamment parfait. En d'autres termes, pour que ces causes agissent, il faut
que la cause que je signale ait déjà produit sur
l'intestin son travail obscur et lent de détérioration
fonctionnelle. Ce travail est décelé le plus souvent, pour la première fois, après un repas somptueux, ou une émotion morale vive, par une indigestion, ou par ce qu'on appelle un embarras gastrique.

Ceci bien établi, je vais examiner brièvement

les diverses causes admises par tous les auteurs et
tâcher d'apprécier leur véritable genre d'action.

§ 1. *Les excès de table.* — Les excès de table sont
constamment nuisibles, surtout lorsque la quantité
vient aggraver le défaut de qualité dans les mets.
Cependant le culte raisonné et raisonnable pour
la bonne chère ne mérite aucune réprobation. On
a beaucoup trop exagéré les effets nuisibles d'un
bon dîner, ou plutôt on néglige d'expliquer comment et pourquoi les festins deviennent nuisibles.

Il est presque inutile de parler des dîners à trois
services, chaque service comprenant quinze ou vingt
plats. Le monde les abandonne, et la raison les condamne. A peine les retrouve-t-on chez ces riches
cultivateurs, où un dîner n'est avouable que s'il
rend malades tous les convives. D'ailleurs, cette
source de périls tend de plus en plus à disparaître.
Notre siècle vise à l'économie et ne songe pas à
imiter Lucullus.

Je suis obligé d'accepter, comme type, les repas
de nos jours, où quatre ou cinq plats suffisent,
pourvu qu'ils soient entourés de fleurs. Cette habitude nouvelle est sage, raisonnable ; elle mérite
tous nos éloges, et, si elle ne rend pas les abus im-
possibles, elle les diminue dans une énorme proportion. Aussi je vois beaucoup de *viveurs* qui ont

le talent de se très-bien porter et ne paraissent pas devoir se repentir de leur culte exalté, mais raisonné, pour la bonne chère.

Les excès de table, les seuls réellement nuisibles, sont ceux où se trouvent en grande majorité les viandes blanches ou faisandées, les poissons, les légumes, les fruits, les crudités et les pâtisseries. La mode a adopté ces aliments, parce qu'ils ont usurpé la réputation de tenir le teint frais, et parce que c'est pour elle une vieille habitude de défendre les erreurs. Ce genre d'aliments compte encore parmi ses défenseurs ceux qui autrefois se sont passionnés pour l'eau de gomme ou le blanc de poulet.

Je condamne leur usage exclusif et ne les tolère sur la table que dans une très-faible proportion. Le poids et la valeur de ces mets sont sans aucun rapport avec le travail pénible de la digestion et avec le produit nutritif livré par eux aux besoins de l'organisme.

Boire du vin avec excès est un danger, mais l'usage convenable du vin reste un bienfait. Personne encore n'a cru devoir s'élever contre les dangers des boissons aqueuses, et cependant je n'hésite pas à déclarer que, pour un homme fatigué par l'abus du vin, je rencontre vingt malades mourant parce qu'ils ont abusé de l'eau ou d'au-

tres boissons aqueuses. Qui donc de nos jours osera
condamner cette douce et bienfaisante excitation
produite par un verre de bon vin? Si je ne défends
pas l'abus, je tiens essentiellement à sauver l'usage ;
le bien de l'humanité l'exige.

§ 2. *Les boissons aqueuses.* — La soif, pendant
les chaleurs, est presque inévitable. Nous savons
tous qu'on la modère avec des liquides toniques
et qu'on l'augmente avec les boissons aqueuses.
Quand il fait chaud, me disait un malade, *j'ai
soif, et plus je bois de l'eau, plus j'ai soif.* Le fait
se renouvelle chaque fois que l'on cherche à éteindre la soif avec des liquides purement aqueux.
Ceux-ci, outre l'inconvénient de ne pas désaltérer,
ont encore celui bien plus grave de diminuer l'appétit et d'énerver l'activité fonctionnelle des intestins. C'est donc un danger réel sans compensation.

Avec cette diminution de l'appétit coïncide le
désir des fruits et des légumes. Leur acidité agréable et leur goût plus ou moins savoureux voilent
à peine leur nullité comme aliment. Cette erreur
dans l'alimentation a pour conséquence l'appauvrissement ou l'épuisement de l'organisme. Alors
les inflammations intestinales naissent avec une
déplorable facilité. Aussi les fortes chaleurs ont-

elles pour compagnes fidèles l'entérite et la dyssenterie. Ceux à qui elles ne valent qu'une dyspepsie
peuvent presque se regarder comme des victimes
momentanément privilégiées. Les inflammations intestinales, quelle que soit l'occasion de leur naissance, laissent parfois après elles une impressionnabilité excessive dans les tissus, agents et siége de
la digestion. Cette impressionnabilité se transforme
en maladie sous l'influence des causes les plus légères. C'est pourquoi j'ai cru et je crois encore que
les inflammations intestinales, la dyssenterie au
premier rang, préparent bien souvent les voies à
l'invasion de la dyspepsie iléo-cœcale.

J'ai déjà dit, et je le rappelle avec intention, que
les hommes étaient plus souvent malades par suite
de l'abus de l'eau que par suite de l'abus du vin.
Je ne saurais trop insister sur ce point, si je veux,
avec quelques chances de succès, lutter contre un
préjugé général et détruire des habitudes vicieuses,
quoique séculaires.

Je dois enfin faire une remarque générale et bien
importante au point de vue de la dyspepsie iléo-
cœcale.

La classe ouvrière, où l'abus du vin et des li-
queurs est poussé le plus loin, se trouve précisément celle où la dyspepsie iléo-cœcale fait le moins
de victimes. L'action tonique et fortifiante de ces

boissons semble compenser très-largement les dangers de leur abus.

De là pour les médecins l'obligation de recom-
mander hautement, pendant les chaleurs, l'usage
de l'eau mélangé avec le vin, le café ou le rhum, et
de condamner sans cesse la funeste habitude de
calmer la soif avec des boissons purement aqueuses.

§ 3. *Les chagrins*. —Lorsqu'un homme éprouve
un violent chagrin, tout son corps souffre de l'é-
branlement qui l'accompagne. Supposons une prolongation de cette pénible influence, et l'intestin
perdra, comme le reste de l'organisme, la plus
grande partie de son activité fonctionnelle. Si cet
homme désolé choisit mal sa nourriture habituelle,
il crée immédiatement les circonstances les plus favorables à l'invasion de la dyspepsie iléo-cœcale,
en ce sens que le retentissement du chagrin est
bien moins pénible pour les autres parties du corps
en repos que pour l'intestin, forcé de travailler,
quand même, à la digestion de chaque jour.

Je regarde le chagrin comme une des complica-
tions malheureuses mais inévitables de la vie humaine. Pour neutraliser ses fâcheux effets, il suffit
de s'appuyer sur une bonne alimentation avant son
apparition et sur un régime modéré et très-sévère
pendant tout le temps où l'homme, anéanti par la

douleur, se sent incapable de la vaincre ou de l'éloigner. Le sage éclairé se prive alors de tout aliment indigeste et peu alibile. Il demande à de très-modestes repas les moyens de soutenir ses forces et d'attendre des jours moins agités.

En définitive, la dyspepsie iléo-cœcale survient, dans ce cas, sous l'influence d'aliments peu convenables et rendus plus dangereux par des circonstances purement accidentelles.

§ 4. *Les travaux intellectuels.* — On croit généralement que ceux qui se livrent à des travaux de cabinet ne sont pas tenus de veiller avec grand soin à la composition de leurs repas. Les prescriptions de l'Eglise, si indulgentes pour les travailleurs aux champs, ont conservé toute leur rigueur pour les hommes d'étude et de bureau. Cette vieille erreur est la source ordinaire des dérangements intestinaux qui affligent la classe la plus choisie de la société. Elle suppose au régime maigre des qualités spéciales, et cette supposition gratuite a été démentie par l'expérience universelle. Il est bon de rappeler aux intéressés que le régime animal mérite leur préférence, précisément parce que sa digestion est facile, productive, et parce que la digestion des autres aliments exige, pour atteindre la même perfection, le secours du mouvement et du travail en plein air.

Les écrivains choisiront aussi le régime tonique et réconfortant, parce que les fonctions intestinales souffrent du repos assis beaucoup plus que de la concentration de l'esprit dans l'étude.

De là découle pour la meilleure partie de la société, jusque là impitoyablement soumise à la rigueur de l'abstinence canonique, la nécessité de compenser les inconvénients de la position assise, en demandant à la qualité de l'aliment les bienfaits que ne donnent jamais la quantité ou les chances du hasard.

Dans ce cas encore, la véritable cause des dyspepsies, si nombreuses parmi les hommes de lettres ou de bureau, est dans le choix imprudent d'un mauvais aliment, aggravé par les habitudes de l'inactivité corporelle.

§ 5. *Les passions amoureuses.* — Nous savons tous que la satisfaction de ces passions est pour le corps une source de pertes considérables. Un homme adonné à une véritable passion génésique est tenu, pour neutraliser les effets de cet abus relatif, de rechercher l'alimentation la plus riche et la plus fortifiante. Car, si ses pertes ne sont pas promptement et largement réparées, son organisme épuisé commence à décliner et devient une proie facile pour les maladies.

La jeunesse et l'âge adulte fournissent le plus

grand nombre des victimes de l'amour. C'est à cet âge aussi que commencent les dyspepsies. Ce rapprochement, en apparence un peu singulier, paraît très-justifiable, quand on songe aux efforts continuels de réparation intérieure nécessitée, à cet âge-là, par les mille dépenses de la vie active.

L'âge viril amène avec lui les passions naturelles, dont la satisfaction exige d'abord une solide constitution, et, avouons-le franchement, de grandes ressources intérieures. Malheur alors à ceux dont la table mesquine suffit mal à la réparation des pertes quotidiennes! Malheur aux déshérités de la fortune, obligés de chercher, dans les privations alimentaires, les moyens de subvenir aux nécessités de leur pauvre ménage ou aux dépenses d'une *folle maîtresse!*

Cette économie forcée ou mal entendue a des conséquences désastreuses dont la dyspepsie iléocœocale est la conclusion la plus ordinaire. Son apparition sera d'autant plus rapide, que le régime suivi aura été plus défectueux.

Ici encore, je ne trouve qu'une seule et même cause: le vice de l'alimentation. Ce vice peut être voilé parfois par d'autres causes plus apparentes, mais un peu d'attention et un peu de réflexion suffisent à dissiper les légers nuages qui obscurcissent à peine cet horizon pathologique.

CHAPITRE SEPTIÈME.

La dyspepsie iléo-cœcale ne conserve pas invariablement la même forme, surtout la forme du début. A mesure que celui-ci s'éloigne et que les causes morbides continuent leur action nuisible, la physionomie première se modifie proportionnellement à l'aggravation du mal. C'est à ce point que la même affection paraît plusieurs fois changer de nature et de caractère. Ainsi l'invasion des malaises abdominaux se rapproche de l'heure des repas et peut même les suivre presque immédiatement. Alors les réactions de l'intestin sur l'estomac sont assez intenses pour détruire ou dénaturer les fonctions de ce dernier organe et le dénoncer, à tort, comme la cause de tous les désordres observés.

Ces cas-là sont toujours graves, parce que le mal déjà ancien est tenace et la perversion fonctionnelle très-difficile à détruire. De là des distinctions si nombreuses et si variées dans les auteurs. On a créé des dyspepsies par *surexcitation*, par *sub-excitation* et par *perversion*. Ces distinctions ont toutes pour base des variétés dans l'expression symptomatique, et non des différences sérieuses dans le siége primitif de la lésion ordinaire. C'est pourquoi je ne crois pas devoir m'y arrêter, et je me contente d'étudier seulement les formes aiguë et chronique de la dyspepsie iléo-cœcale.

D'autant plus que j'espère voir moins fréquentes dans l'avenir ces formes bizarres, étonnantes, dont quelques symptômes exagérés frappent seuls les regards, et dont l'aggravation indéfinie est due à l'inattention des soins au début du mal. Mieux connue, et par suite mieux traitée à sa naissance, la dyspepsie iléo-cœcale est appelée à perdre son aspect effrayant et sa désolante gravité.

CHAPITRE HUITIÈME.

La dyspepsie iléo-cœcale est ordinairement chronique, mais elle a parfois aussi un état aigu, facile à retrouver en mieux observant les symptômes, jusque là peu remarqués, de son début. Ceux-ci accompagnent sa naissance, précèdent son passage à l'état chronique, et sont pris habituellement pour des malaises de l'estomac, parce que personne encore n'a bien saisi le lien qui unit si intimement les lésions de ce dernier avec celles du gros intestin.

Le premier trouble, ou mieux encore la première révolte de l'intestin contre le vice habituel de l'alimentation, sera une indigestion ou un embarras gastrique. La langue est chargée, l'appétit nul, la tête douloureuse, et un peu de fièvre survient. Cette période d'acuité aura ses réactions générales, comme les ont toutes les affections aiguës. La nutrition languit, les forces diminuent, et le corps, envahi par un malaise indéfinissable, se refuse au mouvement aussi bien qu'au travail d'esprit. Mais la première invasion du mal a peu de gravité ; c'est un premier avertissement dont voici la fidèle traduction pratique : repos complet pour le moment et changement de régime pour l'avenir.

J'ai vu constamment l'embarras gastrique annoncer les fatigues de l'intestin et précéder le début de certaines dyspepsies iléo-cœcales. Je me suis alors demandé si l'embarras gastrique n'était pas toujours l'indice d'une dyspepsie prochaine ou déjà existante, quoique obscure encore pour l'observateur, tant je crois l'estomac indifférent à tout ce qui le regarde personnellement, tant je suis porté à le prendre pour un écho très-fidèle, chargé d'annoncer aussi bien ce qui se passe dans le gros intestin des adultes que dans le cerveau des enfants.

J'ai hésité longtemps à répondre à cette question d'une manière affirmative. Une observation attentive et prolongée a dissipé mes derniers doutes et m'encourage à la plus nette affirmation.

Je regarde donc l'embarras gastrique comme un effet, comme une réaction sur l'estomac d'une lésion siégeant dans le gros intestin, et comme un symptôme fréquent, *quoique non obligé*, du début de la dyspepsie iléo-cœcale.

Passager comme la cause de son apparition (alimentation mal choisie), l'embarras gastrique laisse peu de traces de sa première invasion. Si la même cause le ramène une deuxième ou une troisième fois, l'économie, plus profondément troublée, se remet moins aisément que la première fois, même quand les apparences maladives sont plus bénignes et les réactions fébriles moins violentes. Ces secousses successives épuisent l'activité fonctionnelle de l'intestin, et la dyspepsie iléo-cœcale chronique apparaît au grand jour.

Pendant la période d'acuité, la dyspepsie iléo-cœcale est facilement curable, comme l'embarras gastrique, avec lequel on la confond ordinairement. Un vomitif ou un purgatif, et surtout le repos absolu de l'organe lésé, la font disparaître pour un temps plus ou moins long. Pourquoi? parce que cette première explosion des troubles intérieurs est autant la menace du mal futur que la constatation de sa naissance. Le vomitif et le purgatif, aidés d'un repos convenable, suffisent à la disparition du mal, pourvu que les causes productrices de ce mal cessent de favoriser son retour.

Néanmoins ces retours plus ou moins éloignés sont peu rassurants pour l'avenir des fonctions intestinales. C'est l'annonce d'un danger très-prochain, que peut seul conjurer le choix des meilleurs aliments. C'est-à-dire que si, dès ce moment, le régime devient plus convenable, les intestins reprendront leurs fonctions ordinaires et permettront le rétablissement de la santé générale.

Mais plus les secousses successives se rapprochent, moins l'état aigu se prononce. Les signes de la réaction sur l'estomac tendent à disparaître, pour céder le pas à ceux qui démontrent le siége de la lésion dans la partie inférieure de l'intestin.

En résumé, l'embarras gastrique est un des symptômes de la période aiguë de la dyspepsie iléo-cœcale. Il peut se montrer plusieurs fois et précéder de plusieurs années l'invasion de la dyspepsie iléo-cœcale chronique ; mais il ne doit plus, sans protestation de ma part, figurer comme entité morbide dans le cadre nosologique.

La période aiguë de la dyspepsie iléo-cœcale manque souvent ou échappe, par sa bénignité, à l'attention des malades peu soigneux de leur santé. Alors le début revêt immédiatement la forme chronique la plus perfide, la plus dangereuse et la plus importante à bien observer. En effet, ce début n'a rien qui frappe les regards ; le malade lui-même ne sait pas accuser la source de ses souffrances. L'hésitation dans les plaintes est la conséquence naturelle de l'apparition d'un mal presque insaisissable pour le malade.

La fatigue alimentaire de la veille a été légère ; celle du jour semble en être la conséquence, et celle du lendemain n'excitera aucune inquiétude dans l'esprit. Les réactions elles-mêmes ne sont pas assez violentes pour amener l'interruption des occupations ordinaires. Cet état se prolonge plusieurs mois, plusieurs années, jusqu'à l'épuisement complet de la faculté digestive du gros intestin, jusqu'au moment enfin où les habitudes de la vie subissent forcément le contre-coup des défaillances du tube digestif. Le malade vient alors demander les secours de la médecine, non parce qu'il souffre beaucoup, mais parce que sa vie est troublée, parce que son esprit est inquiet sur les conséquences de ces vagues désordres de l'intestin.

Ce dernier cas est le plus fréquent dans la classe riche, où la nourriture varie tous les jours, et où les bénéfices des bons repas diminuent les dangers des mauvais. C'est pourquoi la forme chronique de la dyspepsie iléo-cœcale se rencontre presque constamment chez ceux qui n'ont jamais connu la misère ou les privations.

CHAPITRE NEUVIÈME.

ÉTAT CHRONIQUE.

————

Pour découvrir et bien saisir la liaison de tous les symptômes de la dyspepsie iléo-cœcale, le médecin ne peut pas se contenter des réponses très-aventurées du malade à ses questions. L'intelligence de ce dernier est, en médecine, peu étendue et habituellement faussée par mille préjugés sur tout ce qui regarde l'alimentation et la digestion. Le monde croit encore à la vertu rafraîchissante des légumes et à la vertu échauffante de la viande. Cette appréciation, triste legs de l'antiquité, se retrouvera encore dans plusieurs siècles parmi les commères et les sorciers.

Le médecin est donc obligé de donner à son malade quelques notions plus saines et plus capables de lui apprendre à mieux raisonner ses sensations intérieures. La curiosité satisfaite donne à ce léger travail intellectuel un attrait d'autant plus grand que l'intérêt personnel est en jeu.

L'esprit du malade, alors un peu éclairé, saisit mieux la relation qui existe entre la cause et l'effet, entre le travail digestif et la nature de l'aliment. Il apprend ainsi à suivre pas à pas la marche des phénomènes digestifs dans toute la longueur de l'intestin. Il en vient même, la nuit aussi bien que le jour, à faire exactement la différence entre ce qui se passe dans l'estomac et dans l'intestin. C'est alors que le malade peut donner à son médecin des renseignements précis et précieux.

J'ai divisé, pour être plus clair, les symptômes de la dyspepsie en symptômes locaux et en symptômes généraux.

ARTICLE PREMIER.

SYMPTÔMES LOCAUX.

Il n'est pas toujours facile de démontrer l'existence des symptômes véritablement locaux, tant ceux-ci sont variables, fugitifs, peu marqués et parfois éclipsés ou rejetés au second plan, par l'intensité des symptômes généraux. Il faut, pour les retrouver, un coup d'œil exercé, une grande habitude et une patiente attention.

De plus, nous avons, nous médecins, le tort de nous borner, à peu près, à l'examen des phénomènes digestifs de l'estomac. Nous nous arrêtons juste au point où va commencer une série de faits intéressants à étudier. S'il n'y a ni vomissement, ni diarrhée, ni coliques, nous regardons comme parfaitement terminé le drame intérieur de la digestion quotidienne.

Cependant l'intestin, beaucoup plus que l'estomac, mérite d'être observé avec un soin extrême, pendant la longue série de ses travaux digestifs. Deux heures suffisent à la digestion stomacale, tandis que le jour et la nuit sont indispensables au gros intestin pour achever le travail de la seconde digestion et de l'absorption nocturne. Les révoltes de ce dernier contre les mauvais aliments sont aussi nombreuses que sont rares les indigestions de l'estomac, et l'étude de la dyspepsie iléocœcale gît tout entière dans l'observation des effets produits par les aliments défectueux sur la partie inférieure de l'intestin.

Je vais examiner successivement les symptômes locaux les plus importants, tels que la douleur, l'aspect de la langue, l'appétit, la soif, le vomissement, la diarrhée et la constipation.

§ 1. *La douleur.* — La douleur, peu violente au
début du mal, naît surtout dans les régions épigastrique et hypochondriaques. Ordinairement le mot
douleur est inapplicable ; c'est un malaise, un poids,
une anxiété, un trouble mal défini, accompagnés
d'un gonflement plus ou moins marqué. Les contractions brusques de l'intestin malade produisent
des borborygmes et un sentiment de formication,
que le temps rend fort pénibles.

Le dyspeptique, regardant son estomac comme
le siége de ses souffrances, l'accuse nettement
d'être l'auteur de son mal, et porte avec conviction
la main au creux épigastrique. Cette preuve n'a
qu'une valeur apparente, et j'ai déjà expliqué cette
erreur d'appréciation générale par la disposition
anatomique des organes.

Le siége de la douleur change peu. Je désigne,
par ordre de fréquence, ses lieux d'élection : la
région épigastrique, la région hypochondriaque
droite et, beaucoup plus rarement, la région hypochondriaque gauche. Lorsque la dyspepsie iléo-
cœcale est ancienne, les troubles digestifs se rapprochent, comme je l'ai déjà dit, du moment des
repas. Les réactions alors deviennent plus vives,
retentissent jusque sur l'estomac, et détruisent le
fonctionnement régulier de cet organe lui-même.
C'est ce phénomène consécutif qui donne lieu au

plus grand nombre des erreurs de diagnostic, en faisant prendre l'effet pour la cause.

L'époque de l'apparition de la douleur varie beaucoup. Ordinairement elle renaît trois, quatre, cinq ou six heures après les repas, c'est-à-dire au moment précis où l'aliment vient demander au gros intestin le travail pénible de la seconde digestion. Elle commence plus tôt, si le mal est ancien, parce que les réactions sont d'autant plus promptes que la susceptibilité intestinale a été développée et surexcitée par des troubles plus répétés. Dans ce dernier cas, le malaise suit de très-près les repas, et la journée entière est vouée à la douleur. Mais celle-ci se fait surtout sentir pendant la nuit, au moment où le sommeil devrait, au contraire, faciliter le travail de l'absorption dans le gros intestin.

Le retentissement de la douleur sur les organes du voisinage est quelquefois assez marqué pour amener une complète indécision sur la source première de la souffrance. Les malades accusent des malaises dans le dos, dans les jambes ou dans les reins, sans que rien de sensé puisse expliquer leur apparition dans ces points éloignés. Le lendemain, ces douleurs auront disparu ou envahi d'autres parties du corps.

C'est quand la maladie est très-ancienne que la

douleur se permet ces pérégrinations étonnantes et bien capables d'égarer un esprit non prémuni contre ces causes d'erreurs.

Je dois encore signaler ici un phénomène particulier qui, sans être douloureux, se rencontre très-souvent dans la dyspepsie iléo-cœcale ancienne, et rentre forcément dans le domaine de notre appréciation.

Les contractions intestinales sont faciles à naître, brusques, plus rapides qu'à l'état normal, et donnent naissance à la sensation d'une boule en mouvement. Cette boule, qui peut remonter jusqu'au cou, est, tout le monde doit le savoir, produite par une succession non interrompue et presque soudaine de contractions musculaires intestinales. Ces contractions naissent dans le gros intestin, près de l'utérus, se succèdent avec une extrême rapidité jusqu'à l'estomac, et même vont jusqu'à exciter près du pharynx, au point où se terminent les fibres musculaires de l'œsophage, le sentiment de la strangulation.

Les hommes éprouvent rarement cette sensation; cependant je l'ai trouvée plusieurs fois très-nettement accusée par eux. Mais elle est plus fréquente chez les femmes. Pour elles, c'est invariablement leur utérus qui voyage. J'ai souvent échoué dans mes efforts de persuasion, lorsque j'ai voulu leur

expliquer comment leur matrice, enchaînée très-
fortement dans le petit bassin, ne pouvait pas as-
pirer à de si folles excursions, et n'avait surtout
aucun intérêt à leur jouer le mauvais tour de les
étrangler.

§ 2. *L'aspect de la langue.* — L'examen de la
langue ne donne que des signes d'une valeur très-
secondaire. La langue recouverte d'un enduit blanc,
au début de la dyspepsie iléo-cœcale, se débarrasse
de cet aspect saburral à mesure que cette première
période s'éloigne et que les symptômes primitifs
perdent leur intensité initiale. Aussi n'a-t-elle, le
plus souvent, aucun caractère tranché. Un léger
enduit blanc paraît après une nuit sans sommeil,
s'efface avant midi, et laisse voir ensuite une langue parfaitement naturelle. Celle-ci peut devenir
rouge vers la fin d'une vieille dyspepsie iléo-cœcale, lorsque l'entérite a été créée de toutes pièces,
par une série non interrompue d'imprudences alimentaires.

Après tout écart de régime, la langue se recouvre
d'un nuage blanc ; ce nuage disparaît très-vite, si
cet écart n'est pas suivi de plusieurs autres, et la
langue redevient, comme auparavant, légèrement
blanche le matin, rose et fraîche le reste du jour.

§ 3. *La soif.* — La soif, rarement vive, est remplacée souvent par une aversion prononcée pour les boissons aqueuses. Les malades alors renoncent d'eux-mêmes aux tisanes, parce qu'ils ont bien vite reconnu qu'une augmentation de fatigue suivait leur usage.

Pour lutter contre cette aggravation du mal par les tisanes et le dégoût invincible qu'elles provoquent, j'ai été amené à ne donner que des boissons toniques et agréables, telles que l'eau sucrée colorée plus ou moins avec du vin, du café noir, et même du rhum ou de l'eau-de-vie.

§ 4. *L'appétit.* — L'appétit persiste avec une singulière constance, et quand il disparaît, ce n'est jamais pour longtemps. Je m'explique ce retour de l'appétit, au milieu de tant de malaises, en songeant que l'estomac, resté à peu près sain dans la dyspepsie iléo-cœcale, fait renaître la sensation dont il est le siége. De là cette lutte indéfinie entre le retour de l'appétit et le refus de digestion par l'intestin. Cependant cet appétit a perdu sa régularité; il reparaît à toute heure du jour et même pendant la nuit. Tantôt peu prononcé, tantôt très-violent, il est peu durable, s'évanouit brusquement au moment de se mettre à table, après l'ingestion de la moindre parcelle d'aliments. Ou bien il revient une heure après un excellent repas et s'accompagne alors d'une véritable douleur. C'est un supplice plutôt qu'un sentiment agréable. C'est un symptôme maladif et non un nouvel appel à l'aliment.

Le malade qui mange à toute heure du jour, ou chaque fois que la faim renaît, trouve dans cette vicieuse habitude un moyen infaillible d'éterniser son affection intestinale. La satisfaction de cet appétit maladif peut supprimer le malaise du moment, mais elle augmentera le malaise du lendemain et prolongera la durée du mal.

En effet, quelques heures après l'ingestion de chacun de ces repas, et au moment où, quittant l'estomac, les aliments viennent solliciter les contractions intestinales, un sentiment de fatigue générale envahit l'économie tout entière. Ce sentiment est bientôt remplacé par un gonflement abdominal qui force à éloigner de l'épigastre le contact des vêtements les plus légers. C'est pour diminuer le travail de l'intestin et ménager sa susceptibilité maladive que je m'élèverai plus tard contre l'habitude des repas nombreux ou trop rapprochés les uns des autres.

La tendance à la répétition des mêmes actes est un des priviléges ou, suivant les cas, un des malheurs de notre organisation. Quand une partie de notre corps a subi une impulsion très-marquée en dehors de l'état normal, elle en garde un profond souvenir, et une tendance au même désordre sous l'influence de la même cause morbide. On ne peut expliquer autrement ces défauts de l'appétit, une fois l'intestin dérangé par un vice quelconque de l'alimentation. Il se forme alors un véritable cercle vicieux dont le malade a tant de peine à s'affranchir. Plus l'intestin a souffert, plus il reste impressionnable ; plus il est impressionnable, plus est défectueuse la digestion des aliments même les plus inoffensifs ; et plus la digestion est défectueuse, plus l'impressionnabilité augmente. De là cette succession indéfinie de malaises, de retours de l'appétit, de rechutes, qui désolent le malade et découragent le médecin, luttant en vain contre les caprices d'un organisme dévoyé.

§ 5. *Les vomissements.* — Les vomissements sont très-rares. Pour qu'ils surviennent, il faut un oubli de la plus simple prudence ou un acharnement inqualifiable à préférer les aliments lourds et indigestes. Les vomissements sont alors l'effet des abus prolongés et non du mal lui-même.

Tant que les fatigues intestinales ne réagissent pas trop violemment sur l'estomac, celui ci conserve sans peine les aliments ingérés, et achève en paix son travail digestif préliminaire. Le moment précis où naissent habituellement les troubles est celui où les aliments sont arrivés dans la partie malade de l'intestin. Aussitôt commencent les réactions pénibles sur tous les organes, et le vomissement deviendrait possible à l'instant où les malaises atteignent leur maximum d'intensité. Mais déjà l'estomac est vide, et le vomissement des aliments ne peut plus avoir lieu.

§ 6. *La diarrhée.* — Le gonflement intestinal, les borborygmes et les coliques ne sont pas toujours suivis de diarrhée; celle-ci ne survient que dans les deux cas suivants : 1° lorsque les aliments sont assez mal choisis pour déterminer une indigestion plus ou moins complète; 2° lorsque des indigestions souvent répétées ont fait naître une entérite.

La diarrhée a, en outre, une grande valeur comme indication ; elle éclaire le médecin sur la tolérance de l'intestin pour l'alimentation employée et sur l'état de la muqueuse du même intestin malade. Dans le premier cas, la suppression seule de l'aliment nuisible fait disparaître le dévoiement et prévient la naissance de l'entérite.

Si ce moyen si simple ne supprime pas la diarrhée, comme cela se voit dans quelques dyspepsies iléo-cœcales très-anciennes et aggravées par de nombreux écarts de régime, le fait est beaucoup plus grave. Cette persistance indique non seulement l'ancienneté du mal et le refus de digestion par l'intestin, mais encore le défaut de réaction de cet organe et une inflammation chronique très-difficile à détruire.

Ces deux cas exceptés, la diarrhée a peu de gravité. Elle reparaît, il est vrai, chaque fois que les aliments pèchent par la quantité et la qualité. Mais un régime meilleur et un repos de deux ou trois jours des organes malades suffisent pour rétablir le calme et éloigner tout danger d'inflammation. Les indigestions avec dévoiement sont rares, parce que les écarts dans le régime font naître des troubles digestifs et non une indigestion complète. Le malade a une demi-indigestion, si je puis m'exprimer ainsi, et l'indisposition qui en est la conséquence se termine, non par une diarrhée, mais par des souffrances infiniment plus cruelles. Des réactions de toute nature accompagnent ce singulier état, et peuvent même tromper l'observateur non prévenu sur la véritable cause des désordres abdominaux.

Le désir ardent des aliments *défendus*, aiguisé par la permanence de l'appétit, explique la fréquence des écarts de régime et des indigestions consécutives, chez un grand nombre de dyspeptiques. Ceux-ci, ennuyés ou presque découragés par l'insuccès des médications employées, succombent à la tentation de manger les aliments qui leur plaisent. Ce désir prend quelquefois chez eux la proportion d'une passion. Les malheureux espèrent avec acharnement que cette fois *enfin* ils ne payeront pas trop cher une nouvelle expérience. Funeste erreur, que mille insuccès n'ont pu dissiper ! Le dyspeptique, quand la faim se fait sentir, se croit constamment à la veille du jour où tous ses maux vont cesser et ses digestions redevenir parfaites. J'ai vu cet espoir résister à dix années de déceptions et le malade reconnaître toujours trop tard le danger de ses imprudentes tentatives. Celles-ci, je le répète, se terminent rarement par une indigestion complète ; leur danger réel est d'aggraver l'état maladif intérieur et d'augmenter la somme des douleurs qui accablent les dyspeptiques.

§ 7. *La constipation.* — La constipation est si fréquente dans la dyspepsie, que les malades la regardent ordinairement comme la source de toutes leurs souffrances. Les malades se trompent. Ils prennent l'effet pour la cause. Ils ne sont pas malades parce qu'ils sont constipés, mais la constipation survient parce que *déjà les intestins souffrent et ont perdu leur aptitude à des fonctions nor-*

males et parfaites. Elle est, avant tout, la con-
damnation définitive du régime adopté et suivi
depuis trop longtemps.

Son existence annonce donc que l'intestin, épuisé
par des luttes antérieures et prolongées contre des
aliments mal choisis, succombe sous le poids du
travail imposé. Les sécrétions sont diminuées ou
viciées, aussitôt que la digestion et l'absorption
perdent leur activité naturelle. En un mot, les fonctions du gros intestin se font encore, mais se font
très-mal, et la constipation est le premier signe
révélant cet état semi-maladif.

La constipation par défaut de sécrétion de la muqueuse intestinale se complique parfois d'un ralen-
tissement concomitant de la contractilité de la tunique musculaire. Elle est alors beaucoup plus opiniâtre et résiste à tous les traitements. La combattre
par des purgations ou des lavements est inutile. Le
succès ne sourit qu'à celui qui, oubliant l'effet, a
le soin de remonter à la cause et de détruire celle-ci,
à l'aide d'un régime approprié, accepté avec une
longue et patiente résignation.

Si la constipation est ancienne, les troubles de
la sensibilité intestinale se joignent aux troubles de
la motilité. Un autre cercle vicieux se dévoile : plus
la contractilité se ralentit, plus s'exaltent les troubles de la sensibilité, et plus ceux-ci affectent le

dyspeptique, plus la tunique musculaire tend à l'inertie.

Bientôt les troubles de la sensibilité ne se bornent pas au siége du mal primitif. Ces désordres, presque contagieux, dérangent toutes les fonctions du voisinage. Par sympathie ou par réaction, les troubles rayonnent sur tous les organes voisins ou éloignés. Ils peuvent alors dépasser toutes les prévisions.

Ce sont ces phénomènes, dont la filiation, au début, est facile à saisir, qui donnent à la dyspepsie iléo-cœcale cette variété de physionomie si étrange et si bien faite pour dérouter les observateurs peu attentifs ou non prévenus.

ARTICLE DEUXIÈME.

SYMPTÔMES GÉNÉRAUX.

Les symptômes généraux ont ici une importance capitale, parce que, s'ils ne dévoilent pas toujours la dyspepsie iléo-cœcale chronique, ils sont très-souvent les premiers qui appellent l'attention sur la nature particulière de ce mal. C'est à l'observateur attentif à savoir profiter de ce premier rayon de lumière révélatrice pour éteindre promptement un foyer d'incendie, dont les débuts sont bien loin d'indiquer la gravité.

En commençant l'étude des symptômes généraux, je dois signaler l'importance particulière et méritée qu'il faut attacher aux deux premiers : la céphalalgie et l'insomnie.

§ 1. *La céphalalgie.* — Le mal de tête étant le signe le plus invariable des troubles de la digestion intestinale, je devais nécessairement le retrouver dans la dyspepsie iléo-cœcale. En effet, les dyspeptiques se plaignent de la tête longtemps avant l'apparition des autres symptômes.

Aussi, quand un malade accuse de fréquentes douleurs de tête, j'étudie immédiatement et avec grand soin les fonctions intestinales. Constamment j'y découvre la véritable cause du trouble fonctionnel dont la tête ne subit que le contre-coup. Autrefois on regardait la céphalalgie comme un indice de pléthore et de congestion sanguine. C'était une erreur grave, parce qu'elle trompait sur la nature de la maladie et amenait des conséquences thérapeutiques déplorables, comme cela se voit encore en Italie. Heureusement, une réaction énergique tend à ramener à une plus sage appréciation des faits les derniers partisans des émissions sanguines contre les céphalalgies.

Celles-ci sont bien plus remarquables, dans la dyspepsie iléo-cœcale, par leur retour presque quotidien que par leur intensité. C'est un malaise long, exaspérant, rarement violent et toujours proportionnel à la difficulté de la digestion intestinale.

Une fois la digestion de l'intestin terminée, la tête se dégage, et la douleur se dissipe immédiatement. La migraine s'accompagne de violentes céphalalgies que je n'ai pas rencontrées chez les dyspeptiques. Il est bien rare que la souffrance force ceux-ci à demander au repos du lit un soulagement momentané.

La douleur occupe le front, le pourtour des yeux, et moins fréquemment un seul côté de la tête ou l'occiput.

L'action de remuer ou de baisser la tête est pénible et souvent impossible. Le temps, le repos, la diète diminuent et chassent cette douleur. Mais elle renaîtra le lendemain, si un nouveau trouble maladif survient dans la digestion intestinale.

§ 2. *L'insomnie.* — Précédé ou suivi de la céphalalgie, le réveil à heure fixe est le symptôme le plus important et le plus remarquable de la dyspepsie iléo-cœcale. Celle-ci trouve dans leur réunion son signe véritablement pathognomonique.

Ainsi, le premier indice du trouble intestinal est

une douleur de tête, revenant chaque fois que le travail intestinal recommence. Si le malade ne tient nul compte de ce premier avertissement et continue le même régime défectueux, le réveil, entre minuit et quatre heures, apparaît, et la dyspepsie iléo-cœcale a pris naissance. La durée de cette insomnie sera proportionnelle à l'ancienneté du mauvais régime suivi et à la quantité des aliments indigestes ingérés chaque jour. L'intestin, ayant mal digéré le jour, absorbe encore plus mal pendant la nuit. De là ce sommeil troublé par des rêves pénibles ou par un réveil presque à heure fixe. Cette si singulière agitation nocturne est souvent le premier signe capable de mettre sur la voie d'un mal obscur et dénaturé par les plaintes d'un malade effrayé.

M. Chomel, dans son *Traité des Dyspepsies*, a signalé ce trouble à peu près régulier du sommeil de chaque nuit, sans oublier l'espèce d'inquiétude générale et pénible qui l'accompagne. Mais il n'a pu ni en découvrir la cause, ni en donner une explication satisfaisante.

Après avoir remarqué la faiblesse musculaire qui, le matin, succède à un sommeil interrompu, il indique très-bien le régime comme l'agent principal et le plus efficace de la guérison. Je cherche vainement ensuite un mot qui prouve que M. Chomel ait seulement soupçonné la cause réelle de ce malaise si remarquable.

Cet illustre professeur incline même à placer le siége de la lésion fonctionnelle dans l'estomac, et il cite, comme preuve convaincante, l'opinion de *certains malades, observateurs attentifs de ce qui se passait en eux, qui ne doutaient pas que ce phénomène n'eût son siége dans l'estomac.* Il termine enfin en disant que ces désordres intérieurs, n'amenant pas d'évacuations alvines, *devaient forcément avoir pour siége l'estomac.*

La cause réelle des troubles du sommeil a évidemment échappé à M. Chomel, aussi bien que le véritable siége de la dyspepsie.

L'insomnie se retrouve même au début de la dyspepsie iléo-cœcale, et accompagne invariablement son passage à l'état chronique.

J'ai vu des malades se réveiller chaque nuit à la même heure et, sans se tromper jamais, dire en se réveillant : Il est telle heure. Ce réveil est suivi d'une insomnie plus ou moins longue, suivant la gravité de la maladie, ou, pour parler plus clairement, suivant la difficulté du travail nocturne de l'absorption. *Somnus labor visceribus.* (Hipp.)

Privé du bienfait d'un sommeil calme et réparateur, le malade se lève brisé et plus fatigué que la veille. Ce sont ces fatigues successives qui épui-

sent les forces des dyspeptiques et amènent chez eux
ces désespoirs dont l'expression est si navrante.

Pourquoi ce réveil à heure fixe et cette insomnie
si singulière? La raison en sera facilement comprise par ceux qui se rappellent ce que j'ai dit au
sujet du siége du mal. Je vais très-brièvement répéter ici les motifs physiologiques qui expliquent
cette insomnie.

Le sommeil n'est pas seulement le repos du corps,
il est bien plus un moment de recueillement, dont
profite l'organisme pour faciliter l'absorption alimentaire préparée par les digestions du jour. Or,
l'absorption comme la digestion de certains aliments se fait uniquement dans le gros intestin,
pourvu si abondamment de glandes, organes de
sécrétion, et de vaisseaux absorbants, organes
d'absorption.

Si, par suite d'un mauvais choix prolongé des
aliments, l'intestin n'accomplit plus aussi bien sa
fonction ordinaire, le sommeil n'a plus son complément obligé, une absorption calme et parfaite.
Cette imperfection dans une fonction aussi essentielle à la vie a pour conséquence forcée le réveil ou l'insomnie. Ce réveil a lieu précisément au
moment où commence le travail de l'absorption.
Le trouble fâcheux de celle-ci entraîne l'interruption du sommeil.

Ces détails purement physiologiques sont si connus, que je me dispense d'entrer dans de plus grands développements.

Une mention spéciale doit être ici réservée au fait suivant : le gros intestin est surtout chargé de la digestion des légumes et des féculents , tandis que les viandes ne lui demandent qu'un secours presque sans importance, puisque la partie intestinale qui le précède suffit au travail de cette digestion. Or, si ce fait est vrai, le dyspeptique vivant de légumes et de féculents aura des nuits plus agitées que celui qui vit autrement. L'expérience de chaque jour vient confirmer cette remarque théorique.

J'ai dû rappeler tous ces faits, pour être mieux compris en ce moment et rendre plus évidente la solution thérapeutique que je proposerai plus loin.

L'insomnie, habituellement peu pénible par elle-même, fatigue et inquiète le malade. D'autant plus que la réparation des forces ne se fait plus aussi bien et que l'amaigrissement du corps vient justifier une trop légitime appréhension.

Si l'intensité des troubles intestinaux redouble, les malaises suivent la même progression, et les symptômes locaux reprennent le pas sur les symptômes généraux. Lrs gonflements, les pesanteurs d'estomac, les anxiétés précordiales , les éructa-

tions, les borborygmes attirent uniquement l'attention et font une ample diversion au léger inconvénient d'un réveil à heure fixe. Le malade alors accuse son estomac d'être la cause de ses souffrances
et relègue au second plan la céphalalgie et l'insomnie. Malheureusement, le médecin accepte trop volontiers les explications ou les théories si com-
modes des malades et recule devant l'ennui d'une
énergique contradiction. La science souffre de cette
complaisance, et la naïve satisfaction du malade
est une faible compensation à la prolongation de
ses tourments.

§ 3. *Palpitations.* — Le cœur est trop proche
voisin des organes lésés pour n'avoir pas à subir
le contre-coup des troubles intestinaux dans la dyspepsie iléo-cœcale. Celle-ci s'accompagne en outre
d'une faiblesse générale, que le temps rend de plus
en plus remarquable. Ces deux particularités expliquent la fréquence des palpitations chez les dyspeptiques.

Les palpitations, avec anxiété précordiale, sont
parfois assez vives pour faire révoquer en doute
l'intégrité du cœur. L'auscultation corrige aisément
les imperfections des signes rationnels. Cependant,
erreur presque incroyable de nos jours, j'ai vu un
dyspeptique chez lequel l'organe central de la cir-

culation était regardé comme la cause des désordres et le siége de la lésion principale. Il suffit de signaler cette erreur pour la rendre impossible dans l'avenir.

§ 4. *La fièvre.* — La fièvre est rare ou bénigne dans la dyspepsie iléo-cœcale chronique; elle n'accompagne d'une manière bien évidente que l'état aigu. Nous la retrouvons néanmoins par moments, après une nuit d'insomnie, ou après une exaspération quelconque des symptômes maladifs. Mais quelques heures s'écoulent, et le pouls se calme, jusqu'à ce qu'une nouvelle secousse le fasse sortir de son état normal.

Cette fièvre fugitive et passagère peut cependant prendre de plus grands développements, si des imprudences alimentaires quotidiennes la rappellent, en surexcitant, comme à plaisir, la sensibilité de l'intestin. Le pouls varie alors de 80 à 100 pulsations; puis il tombe à 68 ou 64, dès que le régime est plus convenable.

Ce sont ces fatigues successives et ordinairement peu remarquées, parce qu'elles restent apyrétiques, qui amènent la forme la plus dangereuse de la dyspepsie iléo-cœcale.

En somme, les indications du pouls n'ont ici qu'un privilége, celui de permettre une saine appréciation de l'état général, sans jeter une bien grande lumière sur la nature de la lésion locale.

§ 5. *Les éruptions*. — Si les causes de la dyspepsie iléo-cœcale continuent longtemps leur action nuisible, il survient très-facilement des éruptions à la peau. Nous connaissons tous les liens de solidarité qui unissent la muqueuse intestinale et l'enveloppe cutanée.

Ne dirait-on pas que lorsque les troubles intérieurs, sans cesse renaissants et compatibles avec le maintien apparent de la santé, ont épuisé la tolérance de l'intestin, la peau vient généreusement au secours de ce dernier? Car elle le dégage à son détriment et appelle sur elle une inflammation particulière, dont l'eczéma est l'expression la plus ordinaire.

Je dois convenir que ces éruptions produisent un demi-soulagement dans les désordres intérieurs. Les fonctions de la digestion ne sont pas plus parfaites pour cela, si l'aliment reste aussi peu convenable ; mais la douleur et les phénomènes de réaction générale sont beaucoup moins pénibles. La dérivation momentanément salutaire des éruptions est incontestable dans la dyspepsie iléo-cœcale ; seulement à ce faible avantage il faut opposer cette triste compensation : une plus grande ténacité du mal et une lutte plus longue pour arriver à son extinction.

Lorsque des éruptions existent depuis longtemps chez un dyspeptique, leur suppression rapide a pour inconvénient de reporter tout entier sur l'intestin le fardeau de la douleur et des réactions. Aussi, depuis les Grecs et les Romains, la suppression brusque de ces éruptions passe pour un danger réel auquel un médecin habile a le soin de ne pas exposer ses malades.

Une observation plus exacte permet de mieux expliquer aujourd'hui la filiation de ces divers phénomènes. Il est temps enfin de renoncer au rôle si complaisant des humeurs et de s'en tenir à la relation mieux comprise de la cause et de l'effet.

Si le danger des suppressions a été sagement reconnu autrefois, le médecin de nos jours prouvera une sagesse plus éclairée, en signalant la cause vraie de ces éruptions et leur union constante avec une lésion de l'intestin. En combattant celle-ci avec succès, il n'y a plus ensuite aucun danger à supprimer une éruption pour laquelle le respect demandé était moins une constatation de notre impuissance qu'un aveu de notre défaut d'observation.

C'est là le point le plus utile à faire ressortir, car la guérison de la lésion intérieure entraîne au bout de peu de temps celle de la lésion extérieure.

On peut même mesurer la gravité de l'altération intestinale à la tenace reproduction des désordres cutanés. Dans tous les cas, le traitement dirigé exclusivement contre ces derniers ne peut avoir aucun bon résultat, parce que la cause principale échappe à son action. Je crois donc inutile de m'étendre davantage sur les éruptions, compagnes trop fidèles des anciennes dyspepsies iléo-cœcales.

§ 6. *Faiblesse générale.* — La faiblesse générale, conséquence inévitable de toute lésion intestinale, doit se retrouver dans la dyspepsie iléo-cœcale. En effet, elle est constante, quoique lente dans sa marche, et offre ce caractère particulier d'être toujours exagérée par le malade. Celui-ci décrit avec désespoir la faiblesse actuelle, qu'il n'oublie pas de comparer avec la vigueur d'un passé dont le souvenir lui laisse d'amers regrets.

Le dyspeptique n'a jamais un moral vigoureusement trempé et se laisse aisément abattre. Il renonce à son travail ou à ses occupations ordinaires, plus par découragement que par impuissance réelle. On dirait qu'un sentiment intérieur l'avertit qu'il a raison d'économiser des forces déjà diminuées et chaque jour incomplètement réparées.

Cette faiblesse paraît extrordinaire au début, parce qu'alors la figure reste bonne, l'apparence extérieure se maintient, et l'amaigrissement est peu sensible. Ce faux aspect de la santé, au milieu des malaises et des souffrances, exaspère le malade et cause son désespoir, en faisant suspecter la valeur de ses plaintes et la réalité de ses douleurs.

Je signale ces faits pour éloigner de tous les esprits des doutes de même nature, aussi erronés que déplacés dans les cas de dyspepsie iléo-cœcale.

§ 7. *Amaigrissement.* — Lorsque la dyspepsie iléo-cœcale persiste longtemps, la faiblesse se prononce davantage, et le déclin de l'état général commence. Ce dépérissement de l'économie tout entière s'accompagne d'un amaigrissement, dont le degré varie avec l'ancienneté et l'intensité de la lésion intestinale. Cette maigreur est donc proportionnelle au temps écoulé, à la continuité d'action de la cause perturbatrice et à l'insuffisance de l'absorption alimentaire. J'ai déjà fait remarquer plus haut que le gros intestin était surtout chargé de la digestion et de l'absorption des aliments non azotés, c'est-à-dire fournissant les matériaux graisseux nécessaires à l'économie. Le trouble de la fonction dont il est le siége, et où il est acteur principal, devait fatalement entraîner une diminution notable dans l'embonpoint primitif des dyspeptiques.

Le malade se voit maigrir avec effroi et s'empresse de demander à des repas plus copieux les ressources dont il comprend l'immense besoin. Hélas ! ces repas copieux augmentent la somme de ses souffrances sans ramener son embonpoint perdu.

Découragé alors par le retour des mêmes accidents, effrayé par l'aspect de ses traits flétris, et stimulé quelquefois par un violent appétit, le malade passe d'une alimentation à une autre, avec l'espoir d'obtenir, à l'aide de ces changements, de plus faciles digestions. Il faut qu'il ait combiné à sa manière tous les mets les plus dissemblables, avant de convenir que les caprices de son goût ou de son imagination ne pourront jamais lui procurer les heureux résultats qu'il en attend.

§ 8. *Le caractère.* — Cette série indéfinie de cruelles déceptions assombrit la plus joyeuse humeur. Aussi la dyspepsie iléo-cœcale a-t-elle sur le caractère la plus funeste influence. Elle rend celui qu'elle tourmente soucieux, triste, apathique, indifférent et presque insensible à ce qui le charmait auparavant. Un état d'agacement perpétuel se remarque de plus en plus et devient presque un état normal. Ceux qui approchent les dyspeptiques, ou vivent avec eux, se contentent de dire : *Monsieur a son humeur noire,* ou : *Madame a ses nerfs.* Personne n'admet la curabilité de cet état maladif, pas plus que sa liaison avec les troubles intestinaux. Ce sont là deux erreurs graves et injustifiables. Je ne saurais trop m'élever contre elles, parce qu'elles ont le double tort de masquer la véritable cause de ces tristesses sans nom et de vouer à l'incurabilité une affection passagère. Ne vaut-il pas mieux apprendre à ces malades que cette surexcitation nerveuse, pénible pour eux plus encore que pour leur entourage, tient uniquement à l'imperfection du travail digestif de l'intestin? L'amour du bien-être et l'envie de guérir les aideront à surmonter les ennuis d'un régime sévère, seul capable de ramener cette humeur gaie et ce caractère moins irritable, si essentiels au bonheur intérieur.

§ 9. *Facultés intellectuelles.* — Les facultés intellectuelles, dans la dyspepsie iléo-cœcale chronique, subissent un contre-coup peut-être plus fâcheux encore. L'affaissement moral qui l'accompagne laisse une impression durable que le temps et la guérison elle-même n'effacent pas toujours.

Pendant le cours de la maladie, tout travail d'esprit cesse d'être attrayant, parce qu'il est plus pénible et moins fructueux. La conception est moins rapide, la mémoire moins fidèle, et l'imagination s'éteint peu à peu, sous le poids de préoccupations constamment tristes et maladives.

C'est là ce qui explique ce découragement profond et invincible, dont certaines personnes offrent le désolant spectacle. Ainsi j'ai vu des jeunes gens dyspeptiques à l'âge de vingt-un ou vingt-cinq ans, renoncer au travail, à une carrière commencée, pour languir dans cet anéantissement moral qu'ils n'ont jamais eu le courage de surmonter. Leur état peut se résumer en quelques mots : affaiblissement de l'intelligence, incapacité pour le travail soutenu, développement d'un égoïsme exagéré et inaptitude complète à remplir un rôle élevé parmi leurs semblables. Ces déshérités de la santé viennent fatalement augmenter le nombre des déclassés de la société.

L'homme âgé et adonné à des travaux de cabinet souffre beaucoup aussi de cette atonie morale, qui paralyse ses efforts et sa bonne volonté. Quelques rares instants de surexcitation lui font parfois oublier la décadence trop réelle de ses facultés intellectuelles. Mais cette activité passagère a une courte durée. L'anéantissement qui le suit rapidement rend encore plus désespéré cet aveu d'incapacité radicale, tel que je l'ai entendu : « Je ne puis plus m'illusionner, j'ai perdu mon énergie morale, non moins que mes forces corporelles. Je suis un homme fini. » Ce malheureux ne s'est pas trompé ; il use les restes d'une vie inutile en imprécations contre ses amis, ses parents et même contre lui-même.

Ce serait peut-être le moment de décrire les formes étranges que revêt la dyspepsie iléo-cœcale, dont l'aspect ordinaire a été complètement dénaturé par le temps et la persistance de l'action de la même cause nuisible. Je ne crois pas à l'utilité de ces descriptions. Ce que j'ai dit est largement suffisant pour permettre de remonter à la lésion première et de rattacher à ce point de départ les troubles les plus variés et, en apparence, les plus étrangers à lui.

Le spectacle de ces symptômes bizarres a pour corollaire inévitable les appréciations les plus diverses. Ce fait est si ordinaire que, depuis longtemps, l'aveu a cessé d'en être compromettant.

Tel dyspeptique, soumis à l'examen séparé de cinq observateurs très-éclairés, revient à peu près constamment possesseur de cinq diagnostics différents. Chacun de ces observateurs a porté trop exclusivement son attention, ou sur l'état local, ou sur les phénomènes de réaction sympathique, ou sur la surexcitation nerveuse, ou sur le grand nombre des organes souffrants, ou même sur l'intensité des plaintes d'un malade démoralisé. Aucun n'a pu saisir le lien commun qui devait les réunir tous autour d'une même altération fonctionnelle de l'intestin.

Il est donc préférable de chercher immédiatement la cause du désordre naissant là où je l'ai indiquée. Cette recherche ne sera pas toujours facile ou rapide, et l'habileté n'exclura pas la patience dans l'observation. C'est ainsi que le médecin évitera un triple inconvénient : 1° celui de laisser le mal méconnu s'aggraver et voiler sa physionomie première sous des formes bizarres ou effrayantes ; 2° celui de s'égarer lui-même en fermant les yeux sur la véritable lésion de l'intestin et en poursuivant la chimère des désordres purement nerveux ; 3° et enfin celui de voir les opinions les plus diverses s'entrechoquer sans jeter les plus faibles lumières sur l'affection observée.

CHAPITRE DIXIÈME

La dyspepsie iléo-cœcale est extrêmement fréquente, mais elle ne revêt pas toujours des formes aussi désepérantes. Sur dix affections intestinales, je l'ai rencontrée sept fois, soit comme mal principal, soit comme accessoire compliquant une autre maladie. Lorsque sur tous les malades on a soin de bien examiner comment s'accomplit la fonction de seconde digestion, dévolue au gros intestin, on s'arrête effrayé en voyant le nombre de ceux dont cette fonction est laborieuse, insuffisante ou maladive.

Un homme bien portant, quoique ancien dyspeptique, est-il atteint d'une affection quelconque? La convalescence de cette dernière sera presque constamment entravée par des troubles maladifs réveillés dans le gros intestin. Dans ce cas, la guérison se fera attendre fort longtemps, si cette tardive complication échappe à l'examinateur.

La durée de la dyspepsie iléo-cœcale ne peut plus être précisée exactement. Un calcul, basé sur le passé, fausserait l'opinion pour l'avenir. En général, elle sera proportionnelle à l'intensité et à l'action prolongée des causes morbides.

Bien traitée à son début, elle guérit facilement. Des retours successifs augmentent sa ténacité comme sa gravité.

Les hommes affectés, dès leur première enfance, de troubles digestifs, et fuyant avec un soin égal les conseils de l'expérience et de la raison, les femmes dont la nourriture est constamment mauvaise ou insuffisante, dont la vie est sédentaire et inactive, sont des êtres voués à la dyspepsie iléo-cœcale à perpétuité, c'est-à-dire jusqu'au moment où l'intestin fatigué, usé, s'enflamme et amène ainsi une terminaison fatale. Cette conclusion se fait plus ou moins attendre, suivant la force première de la constitution et le nombre des imprudences commises. Mais un dyspeptique ne saurait atteindre un âge avancé, surtout si, de temps à autre, il est obligé de dépasser, dans son travail quotidien, la somme des forces disponibles.

Le dyspeptique dont la vie reste oisive peut traîner une plus longue existence, parce que les très-faibles dépenses du corps sont suffisamment compensées par les faibles produits de l'absorption intestinale.

CHAPITRE ONZIÈME.

La dyspepsie iléo-cœcale n'est pas mortelle par
elle-même ; mais elle crée dans l'organisme une
aptitude étonnante à l'invasion des maladies mor-
telles. Le dyspeptique semble un être dépourvu des
moyens ordinaires de défense contre les agents extérieurs de destruction. Les maladies qui succèdent
le plus fréquemment à la dyspepsie iléo-cœcale,
sont les inflammations dans le tube intestinal et
et dans le poumon, parce que, dans ces deux cas,
le corps est aussi mal défendu contre les impressions de froid que contre les fatigues inévitables
des mauvaises digestions.

La guérison est possible même quand le traitement laisse beaucoup à désirer. Mais, dans ce dernier cas, elle peut se faire attendre dix ou quinze
ans. Alors, presque brusquement et sans motifs

appréciables, l'intestin reprend ses fonctions. On dirait qu'une aptitude nouvelle s'est révélée chez lui, et, à moins d'excès trop grands, la guérison se maintient parfaite. Ces faits favorables sont néanmoins très-rares et regardés, avec raison, comme exceptionnels.

Heureux alors les médicaments employés la veille de ce grand jour: leur réputation grandit immédiatement, et leur puissance d'action semble inattaquable. Mais cette gloire n'est pas de longue durée. Des échecs successifs et éclatants donnent rapidement la mesure de la puissance de ces nouveaux agents thérapeutiques. Quel est le médecin qui n'a pas eu des succès pareils à enregistrer? Pourquoi, hélas! le vainqueur d'un jour se retrouve-t-il invariablement le vaincu du lendemain?

CHAPITRE DOUZIÈME.

DIAGNOSTIC.

———

Le diagnostic de la dyspepsie iléo-cœcale me paraît plus facile à bien préciser, depuis que l'étude approfondie de chacun de ses symptômes m'a permis de remonter de l'effet à la cause avec une évidente sécurité. Cette nouvelle manière d'envisager la dyspepsie entraîne aussi, comme conséquence, une distinction plus complète entre elle et les autres affections de l'intestin.

J'ai dû me résigner à imiter les auteurs qui, n'ayant pas de lésion organique à étaler sous les yeux, se contentent d'appeler l'attention sur les caractères les plus importants, les plus invariables, et basent enfin leur diagnostic sur l'étude comparée des fonctions physiologiques et pathologiques. C'est pourquoi j'ai tant insisté sur le rôle particulier réservé au gros intestin dans notre économie,

rôle trop oublié ou trop relégué dans un rang secondaire. Ainsi, l'obscurité qui règne encore sur
le travail digestif du gros intestin me semble suffisamment dissipée par le retour si remarquable des
mêmes symptômes maladifs, après l'ingestion des
mêmes aliments nuisibles. Ces douleurs, avec leurs
réactions sympathiques, annoncent, pour ainsi
dire à heure fixe, le commencement et la fin du
travail ou des troubles de la seconde digestion.

Je dis seconde digestion, parce que le gros intestin, je ne saurais trop le répéter, est uniquement
destiné à parachever la digestion des légumes, des
crudités, des farineux et des féculents, c'est-à-dire
des aliments non azotés ou peu azotés, tandis que
la digestion de la viande s'achève presque entièrement dans la partie intestinale qui le précède.

Le gros intestin remplit encore un rôle important
dans l'absorption nocturne, qui cesse d'être parfaite dès que la seconde digestion reste elle-même
incomplète. Dans ce cas, le sommeil, privé de son
complément obligé, une bonne absorption nocturne
du produit de la digestion diurne, ne recouvre plus
son calme habituel.

De là naissent pour les dyspeptiques ces deux
conditions maladives si remarquables : céphalalgies fréquentes et réveil à heure fixe chaque nuit.

On voit en effet les fatigues de l'intestin surve-

nir, non après l'ingestion des aliments, mais tant
d'heures après les repas. Cet intervalle peut lui-
même être beaucoup diminué, lorsqu'une réaction
violente et un mal trop ancien rendent impossible
tout travail digestif, et changent les conditions ordinaires de l'observation. Ces troubles apparaissent
pendant le jour, pendant la nuit, au moment précis où le travail obligé commence dans l'organe
lésé, c'est-à-dire au moment où l'intestin malade
est forcé de fournir les sécrétions indispensables,
de se contracter, en un mot, de digérer la masse
alimentaire et d'absorber le produit de cette digestion. Alors les douleurs se font sentir dans le ventre ou réagissent sur différentes parties du corps.
Les malades se plaignent, après un temps plus ou
moins long, d'un malaise général indéfinissable,
énervant, avec sueur ou moiteur sur le front, dans
les mains, et cet état dure autant que la gêne du
travail intestinal.

Le réveil à heure fixe, avec insomnie plus ou
moins prolongée, indique, outre les difficultés de
la seconde digestion, le défaut de l'absorption nocturne, défaut proportionnel au vice de la digestion
elle-même. A mesure que la seconde digestion se
rétablit, la durée de l'insomnie diminue, et le réveil
à heure fixe continue encore. Le sommeil ne retrouve son calme complet et réparateur qu'avec la

fin des troubles de la seconde digestion et de l'absorption nocturne.

La dyspepsie iléo-cœcale a été et est encore l'occasion de très-nombreuses erreurs. Rappelons, en quelques mots, les moyens d'en prévenir le retour. Ce court diagnostic différentiel portera sur les maladies suivantes : la gastrite, la gastralgie, l'embarras gastrique, la fièvre gastrique, le rhumatisme intestinal, la névralgie intestinale et l'hypochondrie.

§ 1. *La gastrite.* — Parlerai-je de la gastrite, cette reine d'un jour ? L'examen de cette maladie peut-il offrir de l'intérêt ? Je ne le crois pas. Son règne malheureux est si complètement terminé, que les praticiens les plus audacieux osent à peine prononcer son nom. Je laisse donc en paix l'ombre de cette royauté déchue.

§ 2. *La gastralgie.* — Le mot gastralgie est-il moins vicieux que le mot gastrite ? Il faudrait presque le croire, puisque l'usage le conserve. Malgré cela, je n'hésite pas à le condamner, parce qu'il s'applique à un symptôme et à des phénomènes morbides que je déclare être des réactions d'un mal éloigné sur l'estomac , et non l'expression d'une lésion réellement stomacale.

Ce que j'ai dit, sur la tolérance de l'estomac, doit retrouver ici sa place, et je tiens à répéter que l'estomac a été, jusqu'à présent, victime des plus indignes calomnies.

Les affections purement stomacales sont tellement rares, que, en laissant de côté les lésions organiques, j'avoue n'avoir pu en rencontrer une seule. Je ne nie pas leur existence d'une manière absolue, mais je répète que, le plus souvent, les affections stomacales sont des réactions uniquement sympathiques de lésions intestinales. Dans ces cas, les médecins ont attaché trop d'importance aux plaintes des malades, accusant l'estomac d'ètre le siége et la source de tous leurs maux, et ont négligé d'aller un peu plus loin retrouver la véritable cause des désordres observés.

Je me contenterai donc de dire à ceux qui voient partout des lésions gastralgiques : Cherchez mieux, voyez plus loin, rapprochez les effets de leurs causes, et, au lieu d'une maladie de l'estomac, vous êtes certains de découvrir une dyspepsie iléo-cœcale, plus ou moins ancienne, dont la gastralgie est un *écho retentissant* et un symptôme presque sans importance.

§ 3. *L'embarras gastrique.* — Encore une dénomination défectueuse. Ce mot : embarras gastrique, indique l'embarras trop réel de l'examinateur égaré, bien mieux que le siége et la nature de la maladie. Tant il est vrai que l'erreur des mots tient le plus souvent au défaut de clarté dans l'appréciation des choses qu'ils désignent.

L'embarras gastrique se lie intimement à la dyspepsie iléo-cœcale, puisque, comme je l'ai dit, il est un des plus fidèles compagnons de ses débuts à l'état aigu. Dans la dyspepsie iléo-cœcale récente, l'appétit disparaît, la langue se charge plus ou moins, et un peu de fièvre se joint à ces symptômes. C'est là un appel de l'économie au repos d'abord, et à un meilleur régime ensuite. Nous avons créé l'embarras gastrique en méconnaissant la valeur de cette juste réclamation. Mais pourquoi cet embarras gastrique seulement? Pourquoi cet acharnement à oublier la cause pour l'effet? Pourquoi enfin s'en tenir à l'estomac, dans l'examen de l'état général de l'intestin? Une étude plus approfondie conduirait, en effet, à une conclusion bien différente.

L'embarras gastrique reste alors un éclair annonçant un orage lointain ; c'est le premier indice des difficultés de la digestion du gros intestin et non de l'estomac, qui sait si vite et si bien se débarrasser des mauvais aliments qu'on lui adresse. Le début obscur de la dyspepsie iléo-cœcale se trouve ainsi voilé par quelques symptômes très-visibles du côté de l'estomac. C'est donc à une erreur de diagnostic que l'embarras gastrique doit le privilége d'être une entité morbide. Quelques uns des caractères du début de la dyspepsie iléo-cœcale ont suffi à la création d'une maladie à part, parce qu'à cette époque l'estomac avait usurpé un rôle abusif et prédominant.

A quoi bon, dit-on, examiner l'intestin, puisque le ventre n'est pas très-sensible au toucher et que le dévoiement ne se déclare jamais? Une fois les aliments sortis de l'estomac, qui donc se préoccupait du travail secondaire, réservé au gros intestin? N'était-ce pas une méthode excellente pour préserver les restes de nos vieilles illusions et amener l'observateur à lâcher la proie pour l'ombre?

Un vomitif, ajoute-t-on, fait disparaître l'embarras gastrique, ce qui n'aurait jamais lieu si sa cause ou son siége était dans l'intestin.

Voilà une erreur d'appréciation et de raisonnement dont je ne m'explique pas le succès prolongé.

L'estomac, secoué par le vomitif, exerce sur l'intestin une réaction sympathique et heureuse. Pourquoi, sur ces organes unis par des liens si intimes et si nombreux, le bien ne serait-il pas contagieux comme le mal? De plus, il est rare que le vomitif ne soit pas purgatif, et, quand l'effet purgatif ne seconde pas le vomitif, l'action bienfaisante de celui-ci reste beaucoup moins sensible.

Mais, laissant de côté cette considération purement thérapeutique, cherchons ce que demande l'intestin en réagissant sur l'estomac et rendant la langue blanche et chargée. Ce simple fait a une signification particulière et très-éloquente. L'intestin, à l'aide de ces organes, véritables sentinelles avancées, avertit ainsi qu'il est fatigué par les travaux antérieurs, incapable de bien digérer en ce moment, et qu'un repos plus ou moins long lui est absolument indispensable. Cette explication a pour elle la raison, la logique et le bon sens. Cela suffira-t-il à son succès?...

Le vomitif n'empêche pas ce repos essentiel d'exister pour l'intestin fatigué ; la secousse qu'il imprime en outre à toute l'économie produit une dérivation utile et sert à l'abréviation du temps réclamé pour le repos.

La preuve de l'exactitude de mon assertion est bien facile à donner. Laissons, je suppose, à la diète pendant trois ou quatre jours ce même malade atteint d'embarras gastrique. Sous l'influence de ce repos artificiel, l'intestin recouvre son aptitude à bien fonctionner, la langue se nettoie, et l'appétit renaît comme auparavant, et sans être ramené par un vomitif.

Je ne nie pas l'action bienfaisante du vomitif ou du purgatif, en ce sens qu'il abrége la durée de la maladie ; mais je tiens à bien constater aussi la puissance d'action du repos associé au temps. Le temps et le repos sont les deux agents de médication les plus énergiques employés par la nature pour guérir les lésions de tous les êtres vivants. Notre impatience, du reste bien excusable chez un malade, peut seule nous faire oublier cette grande loi générale.

Pour moi l'embarras gastrique est donc le premier signe de la dyspepsie iléo-cœcale aiguë, dont la venue est accidentelle, la cause passagère, et dont la durée sera proportionnelle à l'intensité de cette cause. Il ne conduit pas fatalement à une dyspepsie iléo-cœcale chronique, mais il demeure constamment l'expression visible de la perturbation fonctionnelle du gros intestin.

Si l'on suppose le retour fréquent de la même cause nuisible, l'embarras gastrique renaît encore, mais moins accentué, et ses symptômes s'effaçant de plus en plus, la dyspepsie iléo-cœcale chronique lui succède, en revêtant les caractères propres à ce genre d'affection.

§ 4. *Fièvre gastrique.* — La fièvre gastrique ou continue légère est rare ; je n'ai pas d'opinion sur elle, car j'attends encore l'occasion de l'observer, telle que les auteurs la décrivent. On est d'accord de la distinguer de la dyspepsie, grâce à l'intensité plus grande des symptômes de réaction générale, qui effacent presque les symptômes locaux. Ainsi la fièvre est plus violente, les yeux plus brillants, le visage plus animé; le pouls est vif, peu régulier; il y a des frissons et de la céphalalgie; le ventre, douloureux, supporte à peine le contact de la main; souvent des vomissements ont précédé la diarrhée.

En somme, aspect du mal très-effrayant, mais curable en cinq ou six jours, et se terminant par un retour à une santé parfaite.

§ 5. *Rhumatisme intestinal.* — J'ai rencontré plusieurs dyspepsies iléo-cœcales chroniques auxquelles on avait donné cette très-commode dénomination. Je la rejette absolument, au point de vue scientifique, parce qu'elle a le triple inconvénient de tromper sur la nature, le siége et le traitement de cette maladie. Je reconnais néanmoins combien il est utile, dans la pratique, d'avoir à sa disposition des mots aussi complaisants que ceux de rhumatisme, ou névralgie intestinale. Ils satisfont les malades, débarrassent le praticien de questions embarrassantes, et voilent parfaitement les imperfections d'un diagnostic difficile. Quel est celui d'entre nous pour qui ces deux mots n'ont pas été d'un grand secours? Mais là se borne ma tolérance, et je réclame plus de vérité ou de justesse pour le langage de la science.

Un malade peut bien avoir des troubles intestinaux, plus ou moins aggravés par un rhumatisme coexistant; mais j'ai peine à admettre le rhumatisme seul, comme cause d'une affection purement intestinale. Rien, jusqu'à présent, n'a pu me prouver évidemment que la fibre musculaire de l'intestin fût soumise à son empire.

J'ai même vu des dyspeptiques, débarrassés momentanément des troubles abdominaux par un rhumatisme articulaire aigu, retrouver, après la guérison du rhumatisme, entièrement intacte la dyspepsie iléo-cœcale ancienne. C'est la consécration du fameux axiome : *Duobus doloribus...* La persistance de la dernière prouvait en même temps la différence radicale de la nature de ces deux maladies.

Voici comment, et sans le secours de la cause rhumatismale, j'explique la présence de la douleur dans ces cas où plusieurs auteurs ont cru découvrir une véritable influence rhumatismale.

Nous savons tous que la fonction longtemps imparfaite de la seconde digestion fait, à la longue,

naître dans l'intestin des mouvements plus ou
moins brusques, plus ou moins tumultueux. Ce
sont là des contractions douloureuses, à cause de
leur violence même, et leur retentissement s'étend
dans tout l'organisme. Mais ces contractions sont
dues à l'exaspération d'une fibre musculaire, sans
cesse irritée par de pénibles digestions, et le rhumatisme n'a rien à y voir. En outre, nous rencon-
trons des phénomènes absolument semblables chez
d'autres malades, où le rhumatisme ne peut être
invoqué.

Cette douleur, dite rhumatismale, est donc simplement la contraction trop brusque ou trop rapide
d'une portion de l'intestin, surexcité par une série
de digestions défectueuses. Le prétendu retour des
douleurs nocturnes, et par cela même soupçonnées
rhumatismales, est une conséquence forcée du
trouble de l'absorption nocturne du gros intestin,
comme les malaises diurnes indiquent les difficultés de la seconde digestion dans ce même gros
intestin.

M. Chomel reconnaît, dans son *Traité des Dyspepsies*, que chez beaucoup de rhumatisants le
principe de cette maladie est appelé sur l'intestin
*par les souffrances qui y siégeaient depuis long-
temps*. Or, puisqu'elles y siégeaient depuis longtemps et sans le secours du rhumatisme, à quoi

sert l'intervention de ce dernier? C'est là un aveu capital arraché par l'évidence.

Plus loin, il admet une action du rhumatisme se greffant sur un état déjà existant et en changeant la nature. Mais si ce mal a pu naître, se développer et se maintenir de lui-même, pourquoi cet appel inutile au rhumatisme? Pourquoi compliquer les questions, au lieu de les simplifier? N'est-il pas plus juste et plus raisonnable de voir une simple aggravation d'un mal préexistant, par une maladie siégeant ailleurs et étendant son effet nuisible sur cette partie malade, comme sur tout le corps? Si la partie lésée en subit un contre-coup plus pénible et plus visible, cela tient, non pas à la nature de la cause, mais à ce que cette partie était maladive depuis plus longtemps.

M. Chomel admet encore d'autres dyspepsies très-franchement rhumatismales. J'avoue avoir vainement cherché des exemples de cette dernière forme de la dyspepsie.

Il donne comme preuve irrécusable d'un rhumatisme intestinal les douleurs sourdes ou aiguës, sous forme de coliques, de crampes, de tortillements, qui occupent divers points du ventre. Or, ces douleurs ne sont évidemment que des contractions exagérées et violentes du petit ou du gros intestin surexcité et faisant péniblement cheminer

des matières alimentaires, plus ou moins réfractaires au travail de la digestion intestinale. Pourquoi
encore cette inutile invocation au rhumatisme,
si ce n'est pour voiler l'imperfection du diagnostic ?

Je ne nie pas la réalité des symptômes signalés
par les malades; j'invoque seulement, pour les
mieux apprécier, une cause plus physiologique, à
peine soupçonnée jusqu'ici.

D'ailleurs, l'appel au rhumatisme, pour expliquer ces faits, n'éclaire rien ; car l'obscurité dans
le mode d'action de ce dernier reste la même, et
la question n'a rien gagné à ce déplacement. Combien il me paraît préférable de suivre un chemin
ouvert par la physiologie, éclairé par la pathologie
et consacré par l'observation !

Aussi l'indécision n'existe pas pour moi, et je ne
crois pas me tromper en disant : Les rhumatismes
des intestins sont des dyspepsies iléo-cœcales très-
anciennes, méconnues à leur début et exagérées
dans leurs manifestations symptomatiques par la
continuité d'action des causes morbides.

§ 6. *Névralgie intestinale.* — La névralgie,
comme le rhumatisme, est incapable de bien faire
comprendre la nature des troubles abdominaux.
C'est encore un de ces mots sonores et vides qui

cachent une imperfection de diagnostic et condui-
sent fatalement à des erreurs de thérapeutique.

Les douleurs, ici, ne sont point franchement intermittentes, comme on semble le croire ; elles
coïncident seulement avec le retour intermittent
des matières alimentaires dans le point malade de
l'intestin. Lorsque celui-ci se repose après l'accom-
plissement de son œuvre obligée, le calme renaît
et les malaises disparaissent, jusqu'au moment où
un nouveau travail digestif recommencera dans
cette même partie malade de l'intestin.

L'insomnie à des heures fixes accuse, non une
névralgie, mais une réaction intestinale, c'est-à-
dire, l'imperfection de l'absorption nocturne et la
suppression du sommeil, son complément obligé.

L'observateur attentif peut très-vite déchirer le
voile complaisant sous lequel s'abrite une fausse
intermittence. Car celle-ci ne prouve pas plus la
névralgie que l'insomnie ne prouve l'empoisonnement syphilitique. En effet, un régime mieux approprié ramènera le sommeil de la nuit, le calme
de la digestion, et fera évanouir immédiatement le
miasme paludéen, aussi bien que le fantôme de la
syphilis.

§ 7. *L'hypochondrie.* — En plaçant dans l'abdomen le siége ordinaire de la lésion hypochondria-

que, les anciens auteurs avaient été évidemment
frappés de l'abondance des signes maladifs accumulés dans cette région. Un peu plus de connais-
sances physiologiques, quelques pas de plus faits
dans cette voie, et probablement la description de
la dyspepsie iléo-cœcale existerait depuis longtemps.

Cette utile découverte aurait eu pour conséquence
immédiate une diminution considérable dans le
nombre des hypochondriaques et dans la somme
de leurs souffrances. Car ce qui fatigue le plus ces
malades, c'est de se dire sans cesse et avec une
apparence de raison : *La médecine ne connaît rien
au genre de mal dont nous souffrons.* En effet,
notre indécision sur la nature de ce mal, notre impuissance à le guérir, dévoilent trop bien, aux yeux
des intéressés, les différences de nos appréciations
ou les erreurs de nos déductions.

Tandis que les malades, une fois convaincus que
leur affection est bien connue, bien analysée, ac-
cordent sans peine à leur médecin une confiance
méritée et font ainsi un premier pas vers la
guérison.

Enfin c'eût été un moyen de faciliter pour l'avenir la disparition de ces dyspepsies éternelles, qui
ont amené un auteur à regretter la bénignité de
cette maladie, au point de vue de la mortalité ; tant

sont malheureux ceux qu'elle tourmente, tant sont grands les ravages qu'elle cause dans une existence prolongée.

Accablés par des maux sans cesse renaissants, les porteurs de vieilles dyspepsies donnent à leurs plaintes un éclat, un retentissement en dehors de toute proportion avec les effets visibles. La description d'une maladie si variable dans son expression symptomatique décèle moins dans leur bouche une douleur réelle que le produit d'une imagination effrayée. Le spectateur inattentif ou ignorant néglige les phénomènes peu remarquables de la digestion intestinale, s'égare à la poursuite d'un mal d'une nature impossible, et finit par s'attacher uniquement à quelques écarts de l'appréciation des malades.

C'est ainsi qu'on en est venu à créer le nom de *malades imaginaires* ou d'*hypochondriaques*, pour désigner les malheureux dont la maladie avait un siége entrevu plutôt que reconnu. Les hypochondres ont été soupçonnés, mais je n'ai vu nulle part le gros intestin être cité comme la source réelle de tous les symptômes observés dans l'hypochondrie abdominale.

Car, pour moi, l'hypochondrie est une dyspepsie iléo-cœcale chronique, méconnue, très-ancienne, aggravée par une nourriture ou des traitements irrationnels, et défigurée, dans la peinture des souffrances éprouvées, par un malade justement épouvanté et profondément découragé.

Je ne parle ici que de l'hypochondrie, où l'appareil digestif est le siége des douleurs et l'acteur principal dans les scènes maladives. C'est cette altération particulière qui, commençant dans le gros intestin, envahit peu à peu le reste du tube digestif, atteint même les organes voisins, s'accroît par le retour incessant des mêmes influences morbides, et, grâce à une préoccupation presque inévitable, détermine à la longue cette demi-vésanie, faussement désignée sous le nom de maladie imaginaire. Ne dirait-on pas que les médecins anciens, au lieu d'accepter une imperfection dans la science, ont préféré nier l'existence d'un mal trop réel, en en reléguant le siége dans l'imagination du malade?

Je ne connais qu'un moyen assuré d'éviter de semblables inconvénients, c'est de suivre pas à pas les évolutions naturelles de chacune des fonctions maladives, sans se laisser entraîner par des vues théoriques ou préconçues.

Ainsi, je n'ai pas encore rencontré un seul hypochondriaque chez lequel un sérieux examen ne m'ait permis de retrouver, en remontant aux plus vieux souvenirs, soit un abus prolongé de mauvais aliments, soit une dyssenterie, soit une entérite chronique : preuve évidente d'une ancienne lésion inflammatoire, dont le passage a laissé dans le gros intestin une susceptibilité maladive. Celle-ci a été à la longue exaspérée et transformée en hypochondrie par les imprudences alimentaires et les médications débilitantes.

Pour ceux qui auront lu cette histoire de la dyspepsie iléo-cœcale chronique, il est presque inutile de faire ressortir l'analogie frappante qui existe entre les symptômes de celle-ci et de l'hypochondrie abdominale. Les nuances, dans l'expression des douleurs éprouvées, ne peuvent suffire à la création des différences pathologiques.

Les excès de table ou l'insuffisante alimentation ont, dans les deux cas, ouvert la porte aux premiers accidents. L'indifférence ou l'impéritie ont ensuite valu au mal une intensité telle, qu'il a pu résister au temps et à la médication en apparence la plus convenable.

Là ne s'arrête pas la série des troubles morbides, et l'examen comparatif doit aller plus loin.

L'imperfection de la réparation quotidienne des pertes du corps par l'absorption alimentaire entraîne rapidement l'appauvrissement du sang, et le sang appauvri gouverne mal le système cérébro-spinal. Immédiatement les désordres nerveux paraissent, modifient la physionomie plus simple du début, et amènent à la longue cette surexcitation particulière qui rend sensible et douloureuse la moindre contraction intestinale. Dès lors, chaque digestion s'accompagne de douleurs plus ou moins vives. Le malade s'effraye, se désespère ; son esprit se frappe, sa force morale s'évanouit, et nous assistons à l'invasion de cette maladie, faussement appelée imaginaire.

Cette hypochondrie, je le répète, n'est cependant qu'une dyspepsie iléo-cœcale chronique, méconnue et exaspérée par un régime ou des soins irrationnels.

§ 8. *Résumé.* — En résumé, la dispepsie iléo-cœcale revêt au début les apparences bénignes de l'embarras gastrique. Plus tard elle arrive à être chronique, et, en exagérant la valeur d'un seul symptôme, on l'appelle gastralgie ou entéralgie.

Si le mal, resté inconnu, continue ses ravages, le malade essaye tous les traitements, comme il adopte toutes les théories ; il se croit aussi bien victime d'une névralgie que d'un rhumatisme intestinal ; enfin son moral s'affecte, son caractère change, le chagrin l'abat, et il devient hypochondriaque.

La dyspepsie iléo-cœcale reste donc une maladie habituellement méconnue, à laquelle on a donné des noms différents, suivant les changements de sa physionomie symptomatique, quoique le siége du mal ne varie pas. J'ai dû me décider à demander la modification de ces noms, parce qu'ils ont le double et immense inconvénient d'obscurcir la pathologie et d'égarer la thérapeutique.

Peut-être devrais-je encore passer en revue quelques états de l'intestin, auxquels la science a réservé des dénominations particulières dans le cadre nosologique? Je ne le fais pas, parce que je le crois peu utile. Ces noms désignent tous des variétés du même mal plus ou moins ancien. Je ne trouve donc là que des nuances, dont le nombre diminuera à mesure que la dyspepsie iléo-cœcale sera mieux étudiée et mieux comprise.

CHAPITRE TREIZIÈME.

La dyspepsie iléo-cœcale n'a qu'une gravité relative : elle ne fait pas mourir, mais elle abrége et empoisonne l'existence. La faiblesse qu'elle entraîne à sa suite facilite l'invasion des maladies graves, et, entre autres, des inflammations intestinales. Elle est grave aussi, en ce sens qu'elle est longue, difficile à reconnaître, sujette à de nombreux retours, et capable de ruiner la plus belle organisation, comme d'anéantir la plus belle intelligence.

La période aiguë de la dyspepsie iléo-cœcale a la bénignité de l'embarras gastrique, avec lequel on l'a confondue jusque là.

Les rechutes sont redoutables, parce que, la véritable cause du mal passant inaperçue, la continuation de l'alimentation antérieure, et déjà coupable du premier trouble, ramène promptement la répétition des mêmes effets.

Les maux de tête, compagnons inévitables de la dyspepsie iléo-cœcale, sont très-souvent pris pour des signes de pléthore. Cette prétendue congestion sanguine vers la tête est, presque invariablement, traitée par les saignées, les sangsues, la tisane, la diète, ou par le régime dit *adoucissant*. Le pronostic devient alors beaucoup plus grave. Si l'organisme, par sa propre force, peut résister au mal pendant de longues années, il ne résistera certainement pas aux conséquences de ce dangereux traitement. Le malade, saigné et peu nourri, s'affaiblit de plus en plus, et, malgré la perfidie du soulagement consécutif aux émissions sanguines, succombe victime de cet incroyable aveuglement qui fait prendre un effet pour la cause. Le comte de Cavour en a été, dans ces derniers temps, un exemple effrayant, et bien fait pour provoquer enfin, parmi nos confrères italiens, une urgente réaction contre leur désastreuse manie des saignées.

Si la maladie est ancienne, si des alternatives de bien ont été très-souvent suivies de recrudescence du mal, si l'affaiblissement est très-marqué, et si enfin l'amaigrissement a fait de grands progrès, le pronostic devient beaucoup plus grave. Non pas que la mort soit imminente, mais parce qu'on peut

prédire à coup sûr que l'intestin ne reprendra pas
l'intégrité de ses fonctions, et parce que la vie entière ne sera plus qu'une longue série de malaises,
de douleurs et de chagrins. Le dyspeptique, dont
l'impressionnabilité s'accroît à l'excès, n'a plus un
seul jour de bien-être, et même une seule heure
qui ne soit traversée par une douleur intestinale
et une inquiétude désespérante.

Le mal a revêtu sa forme la plus grave, et le malade est profondément malheureux. Le monde im-
pitoyable peut encore le désigner sous le nom de
malade imaginaire. Mais le spectacle de tant de
désordres et de tant de souffrances suffit à l'observateur pour reconnaître le vice radical de cette
trop fameuse dénomination.

Ce malade, victime supposée d'une imagination
en délire, ne s'intéresse plus à rien de ce qui l'entoure : sa famille le fatigue ; ses amis l'ennuient.
Son humeur s'aigrit, son intelligence diminue, et
il finit par rechercher l'isolement ou l'aspect des
lieux sauvages et désolés comme son âme. Ce genre
de vie, aggravé par des préoccupations tristes et
incessantes, use rapidement l'organisme et développe bientôt le germe de quelque maladie mortelle.

Quoique les idées de suicide se présentent fréquemment à l'esprit des dyspeptiques, ils se gar-

dent bien de succomber à cette tentation. Ils déclarent leur vie un supplice, ils appellent la mort un bienfait, et ils redoutent ce qui peut terminer brusquement leur existence. Chez eux, comme chez le bûcheron de la fable, tout s'épuise en plaintes retentissantes, et l'amour de la vie ne perd jamais sa toute-puissance.

Heureusement, ce tableau si noir ne s'adresse aujourd'hui qu'à de rares exceptions. Il faut un concours incroyable de fâcheuses circonstances pour créer autour d'un dyspeptique les conditions nécessaires au développement du mal à ce degré. Tous ceux qui sauront chercher dans un régime convenable les secours dont ils ont besoin, sont à peu près certains, s'ils ne guérissent pas complètement, d'échapper à ces terribles conséquences d'une maladie, exaspérée bien plus par les erreurs de l'alimentation que par les fautes de la thérapeutique.

CHAPITRE QUATORZIÈME.

————

La difficulté du traitement de la dyspepsie iléo-cœcale provient de son extrême simplicité. Voici comment : le monde a généralement la manie des médicaments, et le médecin, pour combattre la dyspepsie, ne trouve que des armes impuissantes dans notre immense arsenal pharmaceutique. Cette difficulté naît de la foi exagérée du malade en la vertu des médicaments et de ses doutes injustifiables sur la puissance du régime. M. Chomel a déjà fait les mêmes remarques et les mêmes réflexions.

Combien de fois n'ai-je pas eu à lutter contre des insensés qui, au lieu de compter sur l'appui d'un bon régime alimentaire, s'acharnaient à essayer successivement tous les médicaments énumérés à l'article traitement d'un livre de médecinc, dans l'espoir de *rencontrer enfin celui qui devait les guérir?* Deux ou trois années de déceptions inévitables ne suffisent pas à épuiser la somme de confiance vouée par eux à l'officine du pharmacien !

En outre, le malade, dont on a froissé les préjugés ou combattu les erreurs, reste méfiant, se montre presque content d'un insuccès momentané, et renonce à la soumission exigée, longtemps avant d'avoir pu reconnaître la sagesse du traitement indiqué.

La réserve que je réclame dans l'emploi des agents pharmaceutiques est absolument forcée, et c'est sans regrets que je relègue dans les vieux débris du moyen âge ce dangereux amour de la polypharmacie. Quand l'intestin se refuse à tout travail de digestion et d'absorption, comment peut-on espérer une exception en faveur des médicaments? D'autant plus que, pour digérer certaines drogues, le travail de la digestion est au moins aussi pénible pour l'intestin que celui du plus mauvais aliment. Le repos que je réclame pour l'intestin malade ou fatigué exclut forcément, pour un temps plus ou moins long, aussi bien l'usage du médicament que de l'aliment.

C'est dans les cas de cette nature que l'homœopathie trouve son utile application. Elle amuse le malade, pendant que le repos, aidé du temps, le guérit. Sa nullité d'action, complète et invariable, lui vaut alors d'incontestables succès. Le plus grand talent du médecin, aux yeux du monde, est-il de s'abstenir de toute médication inutile? Non, car le public préfère celui qui l'amuse ou le trompe, en lui donnant indéfiniment les substances les plus inactives. On serait tenté de répéter avec un sage de l'antiquité : *Vulgus vult decipi; decipiatur!*

Je partagerai en trois parties tout ce que j'ai à dire sur le traitement de la dyspepsie iléo-cœcale : la première comprendra le traitement de la période aiguë ; la deuxième, celui de l'état chronique, et la troisième, le régime utile dans ces deux cas.

ARTICLE PREMIER.

PÉRIODE AIGUE.

J'ai expliqué ailleurs comment l'embarras gastrique était le compagnon le plus ordinaire du début de la dyspepsie iléo-cœcale. Je n'y reviendrai pas ici ; mais, en signalant cette union, j'ai rappelé des indications générales dont je vais tenir ici le plus grand compte.

Si l'expérience n'a pas conduit le médecin à la connaissance du véritable siége de l'embarras gastrique, elle l'a du moins amené à préférer la médication la plus convenable.

Les évacuants, conseillés alors par tous les praciens, sont, en effet, les agents les plus actifs à opposer au début de la dyspepsie iléo-cœcale.

Voici, en peu de mots, l'ensemble des moyens destinés à la combattre pendant cette première période.

Ces moyens sont : 1° les adoucissants, pour calmer la fièvre ; 2° les purgatifs, pour débarrasser les intestins du poids des matières qui l'encombrent ; 3° les vomitifs, lorsque l'état saburral est très-prononcé.

Les adoucissants comprennent les cataplasmes appliqués sur le ventre, quelques infusions légères prises en quantité modérée, et, au besoin, quelques potions calmantes. La diète doit être absolue. Elle reste une obligation peu pénible, puisqu'elle est imposée par l'absence complète d'appétit et par une répugnance invincible pour tout ce qui ressemble à l'aliment.

La blancheur de la langue, existant à peu près constamment, indique le besoin et même l'urgence de la purgation. La nécessité du vomitif est beaucoup plus rare, et je laisse au médecin le soin de décider, suivant les cas, l'emploi du vomitif ou du purgatif. L'analogie de leur action me rassure sur les conséquences d'une préférence méritée par tous deux.

Pour moi, j'accorde ordinairement cette préférence au purgatif, parce que je trouve contre lui moins de préventions, parce qu'il est moins effrayant, parce qu'il est facile à renouveler, et parce que son action sur l'intestin est constamment favorable. C'est plus qu'il n'en faut pour compenser ordinairement, malgré son énergie et sa rapidité, l'action plus redoutée du vomitif.

D'ailleurs, la purgation répond suffisamment à toutes les indications, et justifie ainsi ma prédilection en sa faveur. Elle expulse immédiatement le corps principal du délit, c'est-à-dire la matière alimentaire mal digérée. Celle-ci, en effet, séjourne longtemps dans l'intestin, à peu près comme un corps étranger, dont la présence est une charge sans aucun profit.

Cette purgation, renouvelée suivant les besoins, réveille en outre la vie fonctionnelle de l'intestin, stimule sa paresse ou son atonie, corrige les vices de la sécrétion, et provoque l'évacuation des matières nuisibles. Le retour de l'appétit indique que l'action de la première, de la seconde ou de la troisième purgation est suffisante, et qu'il faut enfin songer à l'alimentation.

Le meilleur guide à suivre, dans ces cas si variés, se trouve en consultant l'aspect de la langue. Plus celle-ci est blanche et chargée, plus doit être grand le nombre des purgations, et plus il est permis de les rapprocher les unes des autres.

Les purgations salines sont incontestablement les plus convenables. L'intestin les supporte bien, sans être jamais incommodé par elles. Je ne crois pas que les autres puissent mériter les mêmes éloges.

La tolérance de l'intestin pour les sels neutres constitue, en faveur de ceux-ci, un privilége important, puisqu'il permet de les utiliser avec un grand profit. En outre, la faculté de pouvoir les renouveler, sans redouter la naissance d'une inflammation, compense largement l'inconvénient d'un goût désagréable.

J'ai employé encore, mais plus rarement, le calomel, la scammonée et la rhubarbe. Leur effet a été moins bienfaisant, quoique leur usage modéré soit resté inoffensif.

Je ne proscris pas les autres purgatifs, mais je conseille une plus grande surveillance au moment de leur emploi, afin de prévenir les dangers inévitables de leur action plus violente.

Cependant je reconnais que les médecins, en général, se servent des purgatifs avec trop de timidité. Les intestins les supportent beaucoup mieux que ne le croient les partisans de l'irritation et les fanatiques de la doctrine de Broussais. Les inflammations dont nous menacent ces derniers restent habituellement à l'état de fantômes. Combien de malades, sans autorisation de notre part et en se riant de nos appréhensions, acceptent au hasard les purgations annoncées par les journaux! Je suis forcé d'avouer que le nombre des victimes de ces purgations n'est pas en rapport avec l'abus effrayant que le monde en fait. Faut-il ajouter encore que leur effet bienfaisant se fait sentir souvent, en dépit de nos menaces et de nos sévères proscriptions?

L'absence d'un enduit blanc sur la langue et la rougeur de celle-ci sont une contre-indication formelle à l'emploi des purgatifs.

Dans ces cas, assez peu fréquents d'ailleurs, le repos, la diète, les cataplasmes émollients, les boissons rafraîchissantes, forment l'ensemble des moyens capables d'arrêter ou de prévenir le développement d'une affection plus grave et tendant à changer de nature.

Tel que je viens de l'exposer, ce traitement, très-énergique, quoique très-simple, guérit à peu près constamment. Les récidives, si elles ne sont pas trop rapprochées ou trop nombreuses, retardent, sans l'empêcher, le succès promis et espéré. Ces retours, conséquence de la continuation du même régime défectueux, peuvent être aisément prévenus, en modifiant les habitudes vicieuses de l'alimentation. C'est le principal danger à signaler immédiatement, d'autant plus que l'attention du malade s'égare sans cesse à la poursuite de causes chimériques. Le médecin doit donc mettre une égale persévérance à ramener le malade à une plus saine appréciation des faits observés.

Mais si la véritable cause passe inaperçue, ou n'est pas signalée à propos, les récidives se succèdent, se rapprochent, la sensibilité intestinale s'émousse, l'état aigu se prononce moins, et l'on voit naître cet état chronique, infiniment plus grave, dont je vais indiquer le traitement.

ARTICLE DEUXIÈME.

ÉTAT CHRONIQUE.

La dyspepsie iléo-cœcale, après avoir passé du mal au mieux, pour revenir souvent au plus mal, a pris, avec le temps, une physionomie nouvelle. La fièvre tombe, et la langue retrouve son aspect normal. L'appétit reparaît, mais il reste

capricieux, revient à toute heure, même la nuit.
Les douleurs abdominales suivent chaque repas. Le malade dort mal, maigrit, et une inquiétude incessante s'empare de lui. Rien ne l'oblige à
garder le lit ou la chambre. Quoique son apparence
extérieure soit peu maladive, ses forces ordinaires
lui font défaut. Son courage et son esprit d'initia-
tive semblent l'avoir abandonné. Tel est, en quelques mots, l'ensemble des symptômes ordinaires
de la dyspepsie iléo-cœcale, récemment arrivée à
l'état chronique.

Nous sommes au moment le plus décisif pour
l'avenir du malade. L'affection, bien étudiée, bien
connue et bien traitée, peut encore se guérir aisément, et ne pas revêtir les formes graves et déses-
pérantes, décrites par les auteurs sous des noms
si différents. C'est là que la patience dans l'observation, le tact dans l'appréciation des faits, la réserve
dans le pronostic, la prudence dans l'emploi des
médicaments et la persévérance dans le régime
convenable, sont des qualités indispensables au
médecin, chargé de lutter contre une affection si
variable dans son expression symptomatique. Autant a été simple le traitement de la période aiguë,
autant celui de l'état chronique se hérisse de difficultés. D'ailleurs, la pharmacie offre, dans ce cas,
des ressources si douteuses et si souvent dange-

reuses, qu'il vaut mieux y renoncer sans aucune hésitation. Je préfère proclamer d'avance un fait incontestable que de laisser encore une porte ouverte à de nouvelles déceptions.

Néanmoins, passons en revue les agents médicamenteux dont on peut faire un emploi utile, pourvu qu'il soit modéré.

La langue, ordinairement naturelle, devient-elle blanche et amère, le matin ? C'est une chance heureuse pour le malade, parce qu'elle permet l'usage répété des purgatifs salins, dont la stimulation douce et opportune favorise le rétablissement des fonctions digestives. Les purgatifs, d'ailleurs, ne sont pas donnés dans le but d'obtenir une simple évacuation des matières contenues dans l'intestin, mais bien plutôt pour modifier le mode de vitalité de l'intestin lui-même et ramener ainsi cet organe aux conditions de la santé.

La médication purgative, employée avec discernement, peut donc être très-avantageuse, surtout lorsque l'appétit fait défaut. On y renoncera dès que la langue aura repris son aspect naturel et dès que l'appétit sera plus franchement accusé. A partir de ce moment, l'attention du médecin devra se porter sur le choix des aliments, d'une manière à peu près exclusive.

Toutefois, chez les femmes, je joins l'usage du

fer à celui des aliments toniques. Chez elles, un peu de chlorose vient, dans la plupart des cas, augmenter l'acuité des misères commencées dans l'intestin. Chez les hommes, le fer est moins efficace; son action fortifiante se fait néanmoins assez sentir pour engager le médecin à l'essayer lorsque le malade annonce une très-grande faiblesse.

Les tisanes, dans la période chronique de la dyspepsie iléo-cœcale, sont rarement bien supportées, et je les crois même plus nuisibles qu'utiles. D'ailleurs, les dyspeptiques n'étant pas tourmentés par la soif, s'en dégoûtent très-vite, et se résignent volontiers à la suppression complète que je leur impose ordinairement.

Ceux qui veulent, quand même, continuer l'usage des tisanes, éprouvent des pesanteurs, des malaises et des gonflements abdominaux, dont l'apparition se rattache évidemment à l'action de ces boissons débilitantes. Ce sont ces remarques qui m'ont décidé à remplacer les tisanes ordinaires par des liquides sucrés, où le vin et le café, en petites quantités, sont substitués aux racines, aux feuilles et aux fleurs des plantes médicinales. L'action tonique et le goût agréable de ces boissons suppriment les difficultés de leur absorption, pourvu qu'elles soient prises avec mesure. Données

dans de sages proportions, elles ne causent plus ce
que les malades appellent *un délabrement d'estomac*. Elles stimulent, au contraire, avantageuse-
ment la muqueuse intestinale, soutiennent ses forces, et la préparent à mieux digérer les aliments qui
lui seront bientôt confiés.

Les lavements sont inutiles et dangereux. Inutiles, parce qu'ils ne remédient à rien et n'éloignent
aucune des causes du mal; dangereux, parce qu'ils
éternisent, au lieu de la dissiper, la paresse fonctionnelle du rectum, et parce que le gros intestin,
dérangé par eux dans ses fonctions de seconde digestion ou d'absorption, les supporte aussi mal que
l'estomac les boissons aqueuses. Ce double fait
prouve évidemment que, dans cette affection, l'eau
a une action débilitante, contre laquelle proteste,
dans toute sa longueur, l'organe de la digestion.

Les seuls lavements utiles dans quelques cas, et
pendant un certain temps, sont les lavements à
l'eau froide. L'action tonique du froid compense
l'effet énervant du liquide, combat la faiblesse locale, et tend ainsi à ramener le gros intestin à la régularité première de ses fonctions naturelles.

La magnésie calcinée, prise le soir dans un peu
d'eau sucrée, peut rendre quelques services. Je
l'emploie souvent, tous les deux ou trois jours,
à la dose d'une cuillerée à café, lorsque le bon état
de la langue contre-indique la purgation.

La rhubarbe en poudre et à dose tonique m'a toujours paru avoir une action très-incertaine : aussi je place la magnésie bien au-dessus de la rhubarbe. '

J'ai essayé les vésicatoires volants, appliqués successivement sur les régions épigastrique et hypochondriaques ; les effets consécutifs n'ont pas assez été avantageux pour me donner grande confiance dans l'emploi de ce moyen, en général désagréable aux malades.

J'ai expérimenté, comme tout le monde, le suc gastrique ou la pepsine, préconisée par M. Corvisart, et aucun succès n'est venu m'encourager à faire de nouvelles tentatives. Aussi me suis-je rangé à l'avis de M. Chomel, qui déclare très-problématique l'action de la pepsine.

Ce résultat ne me surprend nullement, parce que le point de départ où je me suis placé est très-différent de celui de M. Corvisart ; je refuse à l'estomac et à ses annexes la prépondérance qu'il leur accorde dans les maladies du tube intestinal. Il combat un effet, tandis que je poursuis la cause ; nos conclusions devaient être différentes.

Les bains tièdes produisent invariablement l'aggravation de la dyspepsie iléo-cœcale, j'ai dû renoncer à leur usage. Sous prétexte de calmer les souffrances, de relâcher le système nerveux, ces bains développent au contraire cette fâcheuse sur-excitation nerveuse, que l'on retrouve sans cesse dans toutes les affections avec appauvrissement du sang.

Les bains froids de rivière et surtout les bains de mer sont utiles, mais cette utilité reste subordonnée au concours d'un régime convenable.

Les eaux de Vichy, prises avec le vin des repas, ne m'ont pas été d'un grand secours, et j'ai dû renoncer à les prescrire. Quelques malades se trouvent très-bien d'une station de vingt à vingt-cinq jours à Vichy; puis, rentrés chez eux, le bé-néfice du bien-être acquis ne se maintient pas. Ce bien-être était-il dû à l'action des eaux, ou aux changements dans le régime ordinaire et dans tou-tes les habitudes de la vie? Je ne veux pas émettre une opinion trop absolue, mais je crois que la trans-formation de la vie ordinaire peut légitimement ré-clamer la plus large part dans l'effet bienfaisant produit.

Les eaux de Saint-Christophe en Brionnais, bues avec le vin des repas, m'ont donné des résultats plus satisfaisants. Le fer, qu'elles contiennent en grande quantité, explique leur action et justifie ma vieille prédilection. Je me contente donc, en ce moment, de conseiller ces eaux, parce qu'elles sont très-agréables à boire, et parce que je trouve en elles le secours spécial dont j'ai besoin dans le traitement de la dyspepsie iléo-cœcale. En effet, elles rendent au sang un de ses éléments les plus indispensables au bien-être général, en même temps qu'elles réveillent l'appétit et raniment les forces de l'intestin languissant. Cette triple action leur vaut, à mes yeux, une juste préférence.

ARTICLE TROISIÈME.

ALIMENTATION.

Dans une maladie créée de toutes pièces par les défauts de l'alimentation, il est bien évident que la plus large part d'action curative devra être empruntée au régime, modifié suivant les besoins du jour. Aussi est-ce avec assurance que je conseille d'avoir recours à lui, dans le traitement de la dyspepsie iléo-cœcale chronique.

Ses effets bienfaisants sont un peu lents à se manifester, parce que les fautes du passé pèsent sur l'économie, long-temps après la cessation des écarts du régime antérieur. Le ton de l'organisme ne pourra pas être changé par l'action d'un régime meilleur, suivi seulement pendant deux ou trois mois.

Il faut que les matériaux plus convenables, introduits dans le corps, soient devenus assez nombreux, pour que leur force réunie imprime à l'économie entière une direction nouvelle et meilleure. Or, notre enveloppe charnelle mettant, dit-on, sept années à se transformer complètement, il est bien naturel d'invoquer le concours du temps, pour permettre au régime conseillé de pourvoir au remplacement des parties défectueuses et de ramener le corps à ce niveau si élevé, si enviable, où tous les organes reprennent la faculté des fonctions régulières.

Si, dans un concert, quelques notes fausses suffisent pour détruire le bon effet désiré, pourquoi le défaut d'ensemble, imposé d'abord et laissé ensuite au corps d'un homme par un régime antérieur et défectueux, ne viendrait-il pas modifier l'harmonie générale, longtemps après la cessation de ce régime, puisque les produits de ce dernier composent encore le corps presque tout entier ?

Je crois rendre ainsi assez évidente l'obligation de demander au temps le complément du régime le mieux approprié.

Je renfermerai tout ce qui se rapporte au traitement de la dyspepsie iléo-cœcale chronique par le régime, sous les trois paragraphes suivants : 1° nombre des repas ; 2° préférences des malades ; 3° régime alimentaire.

§ 1. *Nombre des repas.* — La faim, dans la dyspepsie iléo-cœcale chronique, disparaît rarement. Elle se montre capricieuse, inconstante, mais enfin elle existe. J'appelle sa présence un bonheur, parce que cet appétit, malgré ses défauts, est une consolation pour les malades et un guide précieux pour les médecins.

L'appétit ayant été donné à l'homme pour le prévenir du besoin de manger, sa naissance appelle naturellement une légitime satisfaction. Cette satisfaction, chez un malade, exige seulement un peu plus de surveillance et un peu plus de modération. Du reste, la mesure dans l'exercice d'une faculté affaiblie est indiquée, chaque jour, par la tolérance de l'intestin. Celui-ci digère bien telle quantité de tel aliment, mais si cette quantité est dépassée, la digestion devient mauvaise ou impossible.

La faim qui se fait sentir la nuit, ou bien une heure après le repas, ne sera jamais écoutée, parce qu'elle est un signe de maladie et non un appel aux aliments. Malheur à celui qui satisfait cet appétit trompeur ! Quel que soit le bien-être passager que ce repas procure, le malade peut être certain de payer sa faiblesse d'un instant par la prolongation et l'augmentation de son état maladif.

Je signale surtout, comme extrêmement dangereuse à apaiser, la faim nocturne, qui tourmente

8

certains malades. Cette faim est un écho du trouble siégeant dans le gros intestin, et retentissant jusque sur l'estomac. L'aliment qui apaise ce faux appétit concentre sur le dernier organe, le travail intérieur, et peut dégager plus ou moins complètement la partie inférieure de l'intestin. Mais ce bien-être momentané se paye par l'aggravation prochaine de la lésion intestinale, source première de tous les désordres.

Ce même aliment sortira bientôt de l'estomac, et viendra à son tour solliciter un nouvel effort de l'intestin, déjà incapable d'accomplir régulièrement le premier travail digestif. Comment le gros intestin, auquel on impose ainsi un travail continuel, pourra-t-il retrouver le temps nécessaire au repos? Car ce repos est aussi indispensable au rétablissement de son aptitude fonctionnelle que le choix des aliments eux-mêmes.

Manger sans faim, dans l'espoir que l'appétit viendra, est, pour les dyspeptiques, une tentative dangereuse et terminée souvent par une indigestion. Je crois préférable d'attendre le retour naturel d'un appétit agréable à ressentir.

J'ai remarqué, comme tout le monde, les singuliers caprices de ce sentiment qui refuse les avances et aime peu les prévenances. Le plus sûr moyen de lui complaire, c'est d'attendre l'heure des repas, et, cette heure venue, de lui donner la raisonnable satisfaction qu'il demande. Bientôt il prend l'habitude du retour aux mêmes heures, et ses caprices, pendant la nuit ou dans l'intervalle des repas, ne reparaissent plus.

Aux malades sans appétit je ne donne rien. Si l'appétit se fait trop attendre, je tolère l'usage de la soupe, à l'heure précise où les repas devraient se faire. Quand l'appétit renaît, j'augmente la quantité des aliments, suivant l'aptitude individuelle bien étudiée et non suivant l'intensité de la faim accusée, parce que celle-ci est toujours exagérée par un malade, heureux d'avoir faim, et s'imaginant invariablement que plus il mangera, plus vite il guérira.

Faut-il manger souvent et peu à la fois? « Croire qu'il faut manger souvent et peu à la fois, est une erreur, » dit M. Barras. Je me range à son avis.

Renouveler l'obligation du travail digestif à chaque heure du jour, c'est vouloir épuiser un organe déjà trop affaibli.

Le malade peut, à son gré et suivant les exigences de sa position, choisir les heures de ses repas. Mais une fois le choix fait, il doit s'en tenir aux heures choisies, avec une inflexible ténacité.

Je conseille toujours l'habitude de deux repas par jour, pour ménager à l'organe malade un repos

plus prolongé. Mais je tolère l'usage des trois repas, sans le dépasser jamais, dans les familles où
je le trouve établi.

§ 2. *Préférences des malades.* — Le goût du malade peut-il guider le médecin dans le choix des
aliments? Je ne le pense pas. M. Nonat subordonne
le choix des aliments au goût des malades; c'est
là, je crois, une faute grave et capable d'amener
la prolongation des troubles intestinaux. Les goûts
sont ici le résultat des habitudes très-anciennes et
déjà coupables de l'invasion du mal. Or, ces habitudes, dont les défauts ne seront pas détruits par
les préférences du goût, trouveront la plus fatale
consécration dans la tolérance de M. Nonat. C'est
donc en consultant la raison, éclairée par l'expérience, et non pas les goûts ou les caprices des malades, que l'on peut espérer corriger les imperfections du travail digestif et relever ensuite les forces
de l'organisme. L'opinion contraire a encore de
nombreux partisans, probablement parce que ces
derniers ont conservé l'habitude de borner leur observation à la digestion purement stomacale. C'est
là une vieille erreur, contre laquelle je ne saurais
trop m'élever.

L'estomac, je le répète, étant sain, supporte bien
tous les aliments, dont le mauvais effet se fait seu-

lement sentir au moment de leur arrivée dans le gros intestin.

Je veux encore insister ici sur la nécessité de ménager à l'intestin malade des intervalles de repos complet. J'élève ce conseil à la hauteur d'un grand principe, parce que c'est le moyen le plus certain de hâter le retour de la bonne santé, et parce que l'intestin, comme tous les organes actifs, a besoin, pour maintenir son énergie, d'un repos proportionnel à la fatigue du travail antérieur. Si cette loi sage et générale est enfreinte, l'intestin perd son activité première, et le surcroît de travail imposé, pour compenser une infériorité relative et accidentelle, rend plus rapide encore la marche vers la décadence ou la maladie.

Que font en réalité certains malades, en absorbant avec fanatisme les remèdes les plus inoffensifs? Ils occupent leur esprit inquiet et suppriment les dangers de l'impatience. L'intestin profite de ce repos pour retrouver la force nécessaire à un meilleur travail digestif, c'est-à-dire une chance de guérison. Si cette chance se traduit en fait accompli, les aveugles accorderont les honneurs de la guérison, non à ce repos bienfaisant, mais aux médications les plus inactives. Ils descendent ainsi au niveau des Arabes avalant, avec componction, les versets du Coran, et de nos contemporains ingur-

gitant, avec un grand sérieux, les innocents glo-
bules de l'homœopathie.

Quand on aime à suivre la filiation des phénomènes de la vie et rattacher les effets à leur cause,
on arrive aisément à reconnaître la portée de cette
grande loi de la nature. Car le repos n'est-il pas le
principal moyen curatif employé par elle dans toutes
les lésions des êtres organisés? Or, le repos équivaut,
pour l'intestin, à une diète incomplète, proportionnelle seulement à la faible énergie fonctionnelle de
ce dernier. Et je ne crains pas de mettre, dans ce
cas, les médicaments sur la même ligne que les
aliments.

Aussitôt que cette loi perd son impérieuse obligation, un sentiment nouveau surgit, c'est la faim.
Cet appel à l'aliment indique le retour chez l'intestin de l'aptitude digestive; en un mot, cet appétit,
satisfait convenablement, deviendra le signe avant-
coureur de la guérison.

A ce point du traitement, où la faim régularisée
se prononce de plus en plus, la difficulté de l'alimentation diminue, mais subsiste encore. La sagesse, la modération dans le choix des aliments et
le nombre des repas doivent s'unir à une étude
constante et très-attentive sur la digestion diurne
ou nocturne.

Si le malade dépasse la somme des forces libres

et recouvrées par l'intestin, il fera un pas en arrière, au lieu de pouvoir constater un nouveau progrès vers le mieux. Telles sont les nuances à saisir, lorsque l'on aime à supprimer les lenteurs de la dyspepsie iléo-cœcale. Ce qui me reste à dire sur le choix du régime donnera à ces faits toute l'évidence désirable.

§ 3. *Régime alimentaire.* — Le problème à résoudre, dans le traitement de la dyspepsie iléo-cœcale par le régime, peut se résumer ainsi : attendre le moment où l'appétit renaît, et donner alors, sous un faible volume, un aliment très-digestible et très-nourrissant. Lorsque cette voie simple et sage pourra être suivie sans accidents et dès le début du mal, la guérison sera rapide. L'aliment étant bien supporté, le rétablissement de la santé générale reste une simple question de jours.

J'ai démontré ailleurs que l'estomac et la partie supérieure de l'intestin étaient sains dans la plupart des cas de dyspepsie iléo-cœcale; c'est donc à eux qu'il faut demander les premiers efforts d'une meilleure digestion.

Nous savons, en outre, que la viande est presque entièrement digérée, avant d'arriver au gros intestin, tandis que les légumes, les farineux, les

féculents exigent du gros intestin un complément
de travail dont on a fait la *seconde digestion.*

Par cette courte énumération, j'indique immédiatement la marche à suivre dans l'alimentation
des dyspeptiques. Voici le principe que je pose
comme règle absolue : préférer la viande et supprimer les légumes, c'est-à-dire la seconde digestion. On procure ainsi un véritable repos relatif
au point malade de l'intestin, et on n'impose un
travail digestif qu'à la portion de l'organe restée saine, ou, pour parler plus juste, capable encore de préparer les matériaux alibiles, nécessaires aux besoins de toute l'économie.

Le régime animal mérite donc la préférence à un
double titre : il est le plus nourrissant de tous les
régimes, et il respecte la susceptibilité de la partie
lésée de l'intestin. Sous son influence, les forces
renaissent, le sang redevient riche et gouverne
mieux les nerfs soumis à son empire. Aussitôt les
troubles nerveux diminuent; les réactions sympathiques disparaissent, et, premier pas fait vers la
guérison, le malade cesse de regarder son rétablissement comme un rêve irréalisable.

Les discussions sur les avantages et les désa-
vantages du régime animal sont à peu près termi-
nées. L'effroi, causé par l'irritation et la pléthore,
tend à diminuer chaque jour de plus en plus. Les

chimistes nous ont ensuite démontré que les aliments non azotés, étant destinés à faire les frais de la respiration et de la calorification, sont incapables de suffire à la rénovation des tissus organiques. Je me crois dispensé de lutter ici en faveur du régime animal, et je suppose, comme je le crois, sa prééminence acceptée par tous les véritables amis de l'humanité.

Cette base indispensable une fois reconnue, l'application du principe général reste une affaire de tact médical, ou d'intelligence individuelle. Néanmoins, je vais décrire brièvement comment j'ai compris et dirigé l'alimentation de mes dyspeptiques.

J'ai constamment tâché de ne pas perdre de vue ce double but : ramener l'intestin à ce bon état où les fonctions ordinaires peuvent s'accomplir, et ne lui présenter que les aliments dont la digestion soit rapide, facile et très-fructueuse pour l'organisme. Les résultats obtenus sont venus me confirmer dans ma manière de voir, et je n'hésite pas à proclamer, comme le plus convenable pour les dyspeptiques, l'aliment animal, tel que la viande du bœuf ou du mouton.

Les dyspeptiques appartiennent presque tous à la classe aisée et instruite de la société. Cette particularité m'a donné la pensée d'utiliser à leur profit l'intelligence relative dont ils sont doués. Lorsque je rencontre un de ces malades, dont l'imagination frappée annonce, comme très-prochaine, ce qu'on appelle la folie hypochondriaque, j'emploie, pour la prévenir et gagner du temps, le moyen suivant :

Je déclare au malade qu'il a une simple affection intestinale, ce qui est vrai, et, pour faire passer chez lui cette conviction, je lui donne quelques notions physiologiques, indispensables pour lui permettre de suivre sur lui-même la marche, heure par heure, de toutes ses digestions.

Ce malade, perdu jusque là au milieu des inquiétudes sans nombre, créées par le mal et ses réactions inévitables, étudie longuement toutes ses sensations, apprend à les rapporter à leur véritable cause, et arrive à reconnaître que le siége de son mal est bien la partie inférieure de l'intestin. Cette certitude une fois acquise, le console à moitié et le rassure pour l'avenir.

C'est là un premier pas très-heureux, parce qu'il ramène un peu de calme dans l'esprit et encourage à la persévérance dans le régime obligé. Une amélioration plus ou moins grande, qui suit presque immédiatement la réforme alimentaire, vient encore soutenir son courage et augmenter son légitime espoir. Eclairé par ses remarques et ses études sur lui-même, le malade intelligent comprend, avec résignation, qu'il faut une, deux, trois années de lutte et de régime, pour neutraliser les fautes de dix ou quinze ans d'erreurs culinaires. Hélas! dois-je l'avouer? c'est à ce prix seulement que la guérison est toujours certaine et la récidive du mal impossible.

Voici maintenant quelques détails plus précis sur les aliments à employer dans le traitement de la dyspepsie iléo cœcale. Ces conseils conviennent, à peu d'exceptions près, au traitement de l'état aigu, comme au traitement de l'état chronique. Je laisse à l'intelligence de chaque praticien le soin de faire convenablement la distinction nécessaire aux deux cas.

L'absence d'appétit entraîne, pour moi, la suppression absolue des aliments, tant il est rare de voir, profitables pour le corps, les aliments pris sans appétit par les dyspeptiques. Ceux-ci peuvent être assurés de ne pas mourir de faim sans avoir eu faim. Tandis que j'ai vu des malades mourir d'inanition, grâce aux aliments indigestes absorbés chaque jour, et dont l'intestin ne pouvait extraire aucune matière profitable à l'économie.

Lorsque l'appétit, ramené par le repos, le temps, les amers ou les purgations, se fait légèrement sentir, je donne des soupes, des potages gras ou maigres, suivant les préférences des malades et la olérance de l'intestin.

Si le désir de l'aliment dépasse le potage, j'y joins une côtelette de mouton très-peu cuite. A mesure que l'appétit se prononce, j'augmente la quantité des aliments, dont le bœuf et le mouton rôtis forment la composition parfaitement invariable.

Je proscris sévèrement le veau, le poulet, les légumes. Leur usage est dangereux au début du traitement des dyspeptiques.

Si la digestion se fait mal un jour, malgré le soin qui préside au choix des aliments ; si la nuit est moins bonne, le sommeil moins calme ou interrompu dans ses premières heures ; si, le matin, la langue est un peu chargée, l'appétit diminué ou presque nul, je répète la purgation ; puis je reviens immédiatement à l'usage exclusif de la soupe, jusqu'au retour d'un appétit plus franc et plus soutenu. Je recommence ainsi une fois, deux fois, dix fois, s'il le faut, jusqu'à ce que les intestins supportent enfin et digèrent parfaitement la nourriture nécessaire à l'entretien de la vie.

Cette lutte n'est pas ordinairement très-longue ; mais les caprices et l'impatience des malades la rendent toujours très-pénible. Je puis dire, en général, qu'elle se proportionne à l'abnégation du malade et à l'ancienneté des troubles abdominaux. Mais, à peu près constamment, et avec l'aide du temps, j'ai obtenu la digestion de cette viande légèrement saignante. Nous savons tous combien le corps, réconforté par cette nourriture exclusivement animale, arrive vite à compenser les fautes du passé !

Un, deux ou trois mois se sont écoulés; les forces sont revenues, la physionomie paraît meilleure, et la digestion, sans être facile, a repris un peu de régularité. Je permets alors l'usage des légumes frais et cuits, comme adjonction aux mets anciens. Chaque repas a donc un mets principal, le bœuf ou le mouton, et un plat accessoire, tel que le poulet, le poisson, les épinards, l'oseille, les haricots verts, la chicorée, la pastonade, les scorsonères... Ces plats divers devront conserver leur rang secondaire et ne jamais faire oublier le mets principal.

Le lait, les pommes de terre, les choux, les haricots secs, les lentilles, les marrons et les châtaignes seront encore sévèrement proscrits. L'intestin les digère mal d'abord, et la fatigue du travail digestif qu'ils imposent au gros intestin fait perdre, en un seul jour, les progrès dus à plusieurs mois d'un excellent régime.

La recherche prématurée des aliments nouveaux et la persistance dans des tentatives infructueuses ramènent aisément les anciens troubles intestinaux. Aussi ai-je pris l'habitude de conseiller aux dyspeptiques de ne revenir à ces légumes justement

suspects que longtemps après la disparition du dernier trouble intestinal, tant, instruit par une expérience déjà longue, je redoute leurs mauvais effets
et le retour désespérant des mêmes accidents.

Voici, en quelques mots, la raison de cette appréhension. *Les légumes farineux*, dit M. Georget,
*développent des gaz qui fatiguent extrêmement
l'intestin.* Ce fait est vrai et justifie l'exclusion formelle que je prononce contre ce genre d'aliments.
Mais je dois ajouter que la fatigue de l'intestin
n'est pas due à la présence des gaz, mais à la digestion fort pénible de certains légumes. Le gaz
reste un effet variable suivant la nature du légume,
mais n'est pas la cause de la fatigue accusée.

Ainsi, dans une indigestion complète, il y a une
abondante production de gaz, même quand les haricots ne sont pas là pour lui donner naissance.
Les gaz constatent donc la difficulté ou l'absence
de la digestion ; ils l'accomgagnent, ils l'aggravent,
si l'on veut, mais ils ne la provoquent pas et ne
la font pas naître.

Ces faits incontestables me suffisent pour légiti-
mer mon refus d'accorder aux dyspeptiques l'u-
sage des féculents et des farineux. Les ménagements exigés par le gros intestin ne comportent
pas les fatigues inséparables de la digestion de ces
légumes.

CHAPITRE QUINZIÈME.

—

Je tiens encore à examiner quelques agents plus ou moins actifs, chez lesquels la thérapeutique peut trouver d'utiles auxiliaires : tels sont le vin, le café, les eaux, le lait et l'exercice musculaire.

§ 1. *Le vin.* — A l'alimentation précédente, je n'oublie pas de joindre l'usage du vin vieux. La recherche du vin de Bordeaux est une exagération, à laquelle je n'attache aucune importance, excepté comme goût. Peu importe l'origine du vin, pourvu qu'il soit vieux et que le malade y soit habitué. Chaque pays a son vin, et, malgré des qualités très-diverses, ce vin fait grand bien aux habitants de ces mêmes pays. Je respecte des habitudes prises ; seulement je veux qu'on laisse au vin nouveau le temps de vieillir, et je conseille l'usage du *vin du crû* lui-même, pourvu que sa naissance remonte à trois ou quatre ans.

Au début, l'eau sera unie au vin en très-grande quantité. Puis, je cherche à arriver au mélange, par égale partie, du vin avec l'eau. Dans ces proportions, que je ne conseille pas de dépasser, le vin me paraît une boisson vraiment admirable, et capable, à elle seule, d'abréger beaucoup les longueurs inévitables du traitement général.

Les grands vins de Bourgogne et de Bordeaux sont cependant utiles. Mais je ne crains pas de dire que la puissance de leur effet curatif n'a pas été à la hauteur de leur réputation comme qualité.

Je prescris invariablement l'eau et le vin *vieux*, mélangés par moitié. Quand un dyspeptique a une légère faiblesse pour le bon vin, et quand son usage ne le fatigue pas, je ferme volontiers les yeux sur l'abus de mes proportions. Je dois à la vérité de reconnaître que, loin d'avoir à la déplorer, plusieurs malades ont eu fort à se louer de mon indulgence à cet égard.

§ 2. *Le café.* — Le café est généralement reconnu comme un digestif tonique excellent. A ce titre, il devait figurer parmi les agents dont le traitement de la dyspepsie iléo-cœcale a le droit de revendiquer l'appui. J'ai donc permis à mes dyspeptiques, *doués d'un appétit régulier*, l'usage de ce délicieux breuvage, après chaque repas. Cette prescription étonne certains malades, dont elle choque les idées ; puis, après quelques jours écoulés, l'effroi s'évanouit et fait place à une reconnaissante soumission. Aussi, lorsque je ne rencontre pas une impressionnabilité nerveuse trop grande, ou des *insomnies consécutives invincibles*, je continue à faire prendre très-régulièrement, après chaque repas, une large tasse de café noir, même avec un léger gloria pour quelques hommes.

C'est, en outre, une consolation très-appréciable pour ceux que lasse trop vite la monotonie forcée du régime à suivre.

Enfin la digestion intestinale trouve, dans cette boisson si agréable, un puissant auxiliaire. La stimulation qu'elle exerce sur l'économie entière ramène plus rapidement l'organisme à ce niveau si désirable, où toutes les fonctions reprennent leur régularité première.

J'ai remarqué que le café a son summum d'action bienfaisante pendant les mois de juillet et d'août, au moment précis où les chaleurs excessives rendent plus pénible le travail digestif. Le contraire a lieu pendant l'hiver, où le froid permet sa suppression, si une circonstance particulière l'exige. Mais, à moins d'une contre-indication for-

melle, je conseille aux dyspeptiques l'usage du café
l'hiver comme l'été.

§ 3. *Les eaux minérales.* — L'action des eaux
minérales seules est bien peu appréciable dans le
traitement de la dyspepsie iléo-cœcale. Toutes les
eaux ont la prétention de guérir les dyspeptiques,
et j'ai remarqué que ces derniers avaient rarement
à se louer de leur usage exclusif, quoique prolongé.

Pendant leur séjour aux eaux, les malades vont
mieux, ce qui leur arrive chaque fois qu'ils s'éloignent de leur demeure. Ce mieux est dû à un changement de régime, à un repos plus complet de l'esprit, à l'exercice inséparable de la vie des eaux et
à la réunion de très-nombreuses distractions. Rentrés chez eux, et après un très-simple écart de régime, les malades retrouvent leur état maladif ancien
et se consolent en accusant les eaux d'impuissance.
C'est là une erreur, autant qu'une injustice.

Les eaux ont produit leur effet habituel et désirable ; c'est aux malades à avoir la sagesse de le
compléter par la continuation d'un régime convenable.

En résumé, je conseille le séjour des eaux
minérales aux malades qui ont le fanatisme des
eaux, et le nombre de ces derniers est très-
grand. Ma confiance en l'action des eaux a été

soumise à de rudes épreuves. Je redoute beaucoup pour les malades le danger très-réel de les voir compter, pour se guérir, bien plus sur l'action des eaux que sur celle du régime. Car cette idée fausse les encourage à prendre pour guide, dans le choix des mets, leur caprice et non pas leur raison. Le mal alors, malgré le bienfait espéré des eaux, continue sa marche désolante. Ma conclusion est celle-ci : le régime guérit seul les dyspeptiques, et les eaux ne les guérissent pas sans le secours du régime.

§ 4. *Le lait.* — On conseille souvent le régime lacté comme un moyen de guérir les dyspepsies. Je ne saurais partager cette manière de voir. J'ai constamment vu, au contraire, l'usage du lait augmenter les malaises des dyspeptiques, et je regarde même comme une très-grave erreur l'emploi du régime lacté contre la dyspepsie iléo-cœcale. Plusieurs adultes lui ont dû la naissance de leur dyspepsie, et jamais des vieillards ne supporteront bien et longtemps un régime fait exclusivement pour l'enfance. Aussi ai-je pris l'habitude de bannir le lait du régime des dyspeptiques.

§ 5. *L'exercice.* — L'exercice quotidien et proportionnel aux forces de chaque malade est un des plus puissants adjuvants du traitement de la dyspepsie iléo-cœcale. Il doit toujours figurer au premier rang des moyens curatifs. Le travail manuel active la vie, c'est-à-dire le mouvement de composition et de décomposition du corps ; il ramène et maintient l'appétit. Or, c'est précisément cet appétit qui ouvre la porte à l'agent curatif par excellence, au régime convenablement dirigé.

A ceux qui savent ou peuvent s'y résigner, je prescris des travaux manuels agréables ou utiles. J'exige du mouvement, de la peine, des efforts et des fatigues musculaires. Je recommande surtout aux riches désœuvrés de ne pas rougir de se faire bûcherons, menuisiers, jardiniers, vignerons, laboureurs ou maçons. Leur santé profitera largement des faibles déceptions de leur amour-propre, si toutefois leur amour-propre avait à en souffrir.

Deux règles doivent présider à l'ensemble de ces occupations imposées : 1° revenir chaque jour aux travaux adoptés ; 2° ne pas dépasser la somme des forces disponibles, en ayant soin de s'arrêter au moment où la lassitude commence à se faire sentir.

Tels sont les moyens dont l'ensemble m'a paru constituer le traitement le plus rationnel et le plus efficace de la dyspepsie iléo-cœcale.

Si j'ai cru avoir entrevu une manière nouvelle d'étudier la dyspepsie, je ne prétends pas avoir dit le dernier mot sur le traitement, pas plus que sur l'histoire de cette singulière affection. Je soumets simplement un champ nouveau à l'exploration de tous les médecins. Si chacun d'eux se décide à étudier les points encore obscurs de cette question, je crois qu'un très-prochain avenir dissipera les nuages qui voilent encore l'histoire de cette vieille et vulgaire affection.

OBSERVATIONS.

DEUXIÈME PARTIE.

CLINIQUE.

Ce travail serait plus imparfait, si je ne le faisais pas suivre de quelques observations propres à justifier mes conclusions. L'étude de la maladie en général a besoin de se compléter par l'examen des cas particuliers. Forcé de limiter le nombre de ces observations, je vais publier les suivantes, comme présentant les symptômes les plus remarquables et les plus capables de mettre en évidence les points sur lesquels j'ai voulu appeler l'attention générale.

ÉTAT AIGU.

Première observation.

Mlle A... (1), place de l'Impératrice, vingt ans, apparence extérieure bonne, teint clair, ton de chair un peu pâle, embonpoint ordinaire.

ANTÉCÉDENTS.

Placée chez une mauvaise nourrice, Mlle A... en a été retirée à six mois, dans un état déplorable. Maigre, décharnée, couverte de boutons et avec un dévoiement continuel, elle est restée longtemps aux portes du tombeau. Sa mère l'a élevée ensuite au biberon. Les boutons ont persisté, surtout le corps, pendant plusieurs années. Aucune cause syphilitique ne peut être invoquée dans ce cas.

Les éruptions ont reparu, à peu près périodiquement chaque année, jusqu'à l'âge de quinze ans, époque où les règles sont venues, et, depuis, la peau a repris son aspect naturel. J'ai vainement cherché sur le corps les traces des anciennes

(1) Les initiales, employées pour désigner les personnes, dans toutes les observations, sont simplement les lettres de l'alphabet, et servent à cacher les véritables noms des malades.

éruptions, je n'en ai trouvé aucune, et rien n'a pu m'éclairer sur leur nature.

Les règles ont été régulières, mais avec de très-grandes variations dans la quantité du sang. A dix-huit ans, un médecin lui a fait prendre pendant deux mois des pilules de Blancard. Elle avait alors et a encore, de loin en loin, quelques palpitations au cœur.

Du côté de l'intestin les troubles ont été très-fréquents. La diarrhée du premier âge s'est renouvelée souvent jusqu'à l'âge de huit à neuf ans. Depuis lors, elle n'est plus revenue. *Mais ses maux d'estomac ne l'ont pas quittée.* Tout se résume dans cette plainte : *J'ai un mauvais estomac.* Elle ne peut pas mieux préciser les troubles ressentis vers cet organe.

Elle se rappelle encore que le 25 décembre 1860, au retour de la messe de minuit, elle soupa très-copieusement et avec un grand appétit. Elle se coucha ensuite et dormit très-mal. Le lendemain, à midi, une violente douleur se déclare dans le ventre, avec dévoiement et coliques. C'était une indigestion. Elle est restée malade deux jours, puis l'appétit est revenu.

Mlle A... reconnaît que son sommeil est agité et entrecoupé de rêves toujours pénibles. Elle a remarqué aussi qu'elle se réveillait entre une et deux heures du matin et avait ensuite peine à se rendormir. Mais, une fois rendormie et jusqu'à son réveil, le sommeil devenait tellement profond qu'elle le prolongeait jusqu'à neuf heures du matin. Le même phénomène se renouvelle presque chaque nuit.

Elle n'a pas été sujette à s'enrhumer et ne se plaint pas de la poitrine.

Le caractère a un peu changé, en ce sens qu'il n'est plus aussi parfait. Les impatiences sont fréquentes, et la colère survient sans cause bien légitime. Le travail n'est plus aussi agréable, le repos et l'inaction ont toutes ses préférences.

ÉTAT ACTUEL.

Je suis appelé, par hasard, auprès de cette jeune fille le 24 février 1863, à dix heures du soir. Je la trouve très-alarmée, pâle et souffrant vivement depuis une heure. Elle a des envies de vomir, sans vomissements ; des coliques, sans dévoiement, et désigne le creux de l'estomac comme l'endroit le plus douloureux.

Le ventre est un peu gonflé, avec quelques borborygmes. La douleur au toucher est modérée et fixée surtout à la région épigastrique. La langue est bonne.

Le pouls, un peu faible, a 84 pulsations. Les bruits du cœur sont naturels. Il y a un léger bruit de souffle à la carotide.

En recherchant, dans les aliments ingérés, la cause de cette invasion brusque du mal, j'ai su que le souper avait été composé d'un potage et d'un peu de confiture ; le dîner, d'un plat de viande et d'un plat de légume ; le déjeûner, d'une tasse de lait froid, contenant du pain trempé.

Il est évident que le lait du matin est le seul aliment capable de produire le désordre que j'ai sous les yeux. Je le dénonçai donc très-nettement comme le vrai coupable. La malade m'avoua alors que, chaque fois qu'elle prenait du lait, elle se sentait fatiguée ; ce qui ne l'empêchait pas de revenir souvent, le matin, à ce mets favori, soit pur, soit mélangé avec du café.

Je trouvai là la cause de ces malaises accidentels, attribués depuis longtemps à un mauvais estomac, et venant troubler le repos de chaque nuit.

J'ai demandé si la nuit précédente le sommeil avait été bon ; on me répondit qu'il avait été, comme toujours, agité, interrompu et tourmenté par des rêves continuels.

DIAGNOSTIC. — Dyspepsie iléo-cœcale aiguë.

PRONOSTIC. — Peu grave. L'âge de la malade lui vaudra le privilége d'une courte durée du mal ; mais celui-ci reviendra, si le régime n'est pas plus parfait dans l'avenir.

TRAITEMENT. — Cataplasmes sur le ventre, potion calmante pour la nuit et une bouteille d'eau de Sedlitz pour le lendemain matin.

L'alimentation du lendemain sera une soupe à midi et une seconde à six heures du soir, et, malgré les protestations de la malade, je proscris l'usage du lait.

26 février. — La purgation de la veille a produit cinq selles, sans coliques. La langue reste blanche.

Le ventre est moins douloureux, quoique sensible encore à la pression. Persistance d'un malaise général. Point de forces ; les mouvements sont suivis d'une fatigue énorme et sans rapport avec la faiblesse des contractions musculaires.

Pouls à 76. Le sommeil de la nuit dernière a été bon, celui de la précédente très-agité.

La malade dit qu'elle a faim.

PRESCRIPTIONS. — Cesser la potion, continuer les cataplasmes la nuit.

Trois soupes par jour.

28 *février*. — Les deux jours écoulés ont été bons. Le sommeil est calme et l'appétit augmente. La langue est à peu près naturelle. Le pouls est à 64.

Je permets l'usage d'un morceau de viande au repas du milieu du jour.

Le même jour, à sept heures du soir, Mlle A ..., ne croyant pas dépasser mes ordres, mange un très-copieux potage de *riz au lait*. La nuit se passe un peu moins bien que les précédentes ; cependant elle dort.

1er *mars*. — La malade se lève avec la tête lourde, les yeux fatigués et la langue blanche. Quoique l'appétit soit nul, Mlle A... déjeûne avec un peu de soupe, et dîne, à deux heures, avec un très-léger morceau de bœuf rôti.

A cinq heures du soir, survient une violente douleur dans le flanc droit et dans le creux épigastrique. Ces douleurs, malgré leur violence, n'entraînent ni vomissement, ni dévoiement. Je suis appelé vers la malade à huit heures du soir ; je la trouve dans le même état ci-dessus décrit. Elle me dit que ce sont là *ses crises habituelles*. Je l'interroge sur les aliments du jour et de la veille, et j'attribue au riz au lait le retour de ces accidents dans le gros intestin. Le pouls a 84 pulsations. Pas de selles ni de vomissements.

Mise au lit immédiatement, elle prend quelques cuillerées

d'une potion calmante, et je fais mettre sur son ventre un large cataplasme. Je prescris une purgation pour le lendemain matin.

A dix heures, cet état de souffrances diminue, et la malade s'endort. Son sommeil est agité, souvent interrompu et traversé par des rêves effrayants (1).

(1) La liaison des rêves avec la perfection plus ou moins grande de la digestion est connue de tout le monde, et ne saurait, dans tous les cas, échapper longtemps à un observateur attentif. J'ai été moi-même tellement frappé de l'union permanente des rêves avec les fatigues de la *seconde digestion* (par ce mot, j'entends aussi *l'absorption nocturne*), que j'ai cru pouvoir, dans la relation de mes observations, mentionner parfois les afflictions imaginaires des malades.

J'aurais pu effleurer moins timidement cet intéressant sujet, parce que je suis convaincu que l'on a tort de trop reléguer la cause des rêves dans le domaine exclusif de l'imagination individuelle. Celle-ci en varie les effets, sans doute, mais l'agent qui l'excite ou la réveille est le même pour tous les hommes.

Je ne résiste pas au désir de résumer ici quelques unes des conclusions le plus fréquemment confirmées par l'examen minutieux du sommeil des dyspeptiques.

Ces conclusions sont peu nombreuses et fort réservées, tant le sujet est délicat et se prête aisément aux interprétations ironiques. J'ai été contraint de m'occuper beaucoup du sommeil, de son agitation, de son interruption; j'ai évité alors d'étudier les rêves, ces compagnons inséparables de tout repos imparfait, parce qu'un austère lecteur, oubliant la gravité et l'importance du sujet, eût été fort joyeux de pouvoir annoncer comme des *rêveries* mes appréciations fort sensées des rêves. Mais une simple note a des priviléges, et je tiens à en profiter pour expliquer le mieux possible la liaison intime de l'absorption du gros intestin avec la production des rêves nocturnes.

En suivant avec soin la série, ou plutôt la succession des rêves d'un dyspeptique, ou même d'un homme bien portant, on peut, je crois, juger très-exactement l'état de la fonction digestive du gros intestin. Ces rêves donnent la mesure exacte du degré de perfection de la double fonc-

2 *mars*. — Au moment de son réveil, la malade est brisée, anéantie, et sa langue est très-chargée. Pas de colique, et aucune selle n'est venue. Elle prend la purgation, qui la mène quatre fois dans le courant de la journée. La diète a été complète.

3 *et* 4 *mars*. — La malade ne souffre pas; elle se lève après avoir mieux dormi, et sent son appétit revenir. Elle a pris jusqu'à présent deux soupes par jour. La viande, à l'avenir, sera jointe aux soupes.

J'ai peu regretté le retour de cette prétendue *crise*, parce que cette jeune fille, instruite par sa propre expérience, se résignera mieux à suivre un régime nécessaire, et préviendra ainsi l'invasion d'un état chronique beaucoup plus grave.

---

tion dont le gros intestin est le siége. Pour être plus clair et mieux compris, je partagerai l'ensemble des rêves en trois catégories distinctes, toutes ayant une signification particulière, et toutes trois coïncidant avec un degré différent dans le travail nocturne de la seconde digestion.

1° Seconde digestion parfaite. Sommeil calme, très-réparateur; pas de rêves, ou des rêves légers et agréables. Les occupations préférées de chaque jour en forment le canevas, sur lequel l'imagination se complaît à broder ses plus charmantes fantaisies. Loin d'être un fardeau embarrassant, le rêve se transforme en un joyeux compagnon dont la causerie enchanteresse abrége les heures réclamées pour l'achévement de la plus importante fonction de la vie animale. Ce sont là les rêves de l'homme bien portant dont le gros intestin conserve toute l'intégrité de ses fonctions.

2° Seconde digestion difficile, pénible, quoique compatible avec le maintien réel ou seulement apparent de la santé. L'absorption nocturne se fait encore, mais l'organe souffre de l'effort exigé, et le calme existe plus à l'extérieur qu'à l'intérieur. La mauvaise qualité d'un seul aliment suffit pour provoquer dans la nuit une série de fatigues intestinales, dont les rêves seront l'unique écho révélateur.

Ceux-ci sont alors continuels; mais ils cessent d'être légers, futiles ou

J'ai commencé aussi l'usage du fer réduit, pris en pilules et en mangeant. Ce fer sera continué longtemps, à cause du souffle persistant dans la carotide droite.

7 mars. — L'appétit est très-vif, le sommeil est calme et le bien-être complet. La langue est naturelle et le régime prescrit religieusement suivi.

15 mars. — La malade va mieux ; elle avoue qu'elle mange, dort et ne rêve plus. Je lui prédis que, si elle se conforme au régime conseillé, elle continuera à se bien porter.

Depuis, j'ai cessé de la voir ; mais je sais que la santé est restée très-bonne... excepté les jours où elle a succombé à sa faiblesse pour le laitage.

agréables. Les pavots de Morphée deviennent une triste réalité ; le sommeil est lourd, et les songes sortent tous par l'odieuse *porte de corne*.

La nuit se passe au milieu d'appréhensions de nature différente : c'est un fâcheux que l'on rencontre et qui vous emporte ce à quoi vous tenez le plus ; c'est votre enfant qui tombe, se casse le bras, ou vous est enlevé ; ce sont des amours toujours malheureuses. En un mot, c'est une suite interminable des plus fantastiques calamités. Leur accumulation se proportionne à la mauvaise qualité de l'alimentation de la veille et au degré de peine du gros intestin, forcé d'achever quand même une tâche très-difficile.

Dans ce cas, il n'est pas rare de voir le sommeil agité et interrompu ; les rêves pénibles et extravagants reviennent avec le sommeil et ne s'évanouissent qu'au moment où l'œuvre laborieuse de l'intestin est terminée.

3° Seconde digestion viciée, impossible ou maladive. L'absorption nocturne ne se fait pas, et l'aliment parcourt l'intestin à l'état de matière sans valeur nutritive, tout en conservant la fâcheuse qualité d'un corps étranger et nuisible.

Les rêves dégénèrent alors en cauchemar. La fatigue de la veille, loin de diminuer pendant les heures du repos, reprend une nouvelle activité et

Deuxième observation.

Mme B...., place Napoléon, âgée de vingt ans, réglée à
quinze, mariée à dix-huit, n'a jamais eu de maladies
graves

Couturière pendant sa vie de jeune fille, Mme B... travail-
lait beaucoup et fort avant dans la nuit. Vivant mal, ne
buvant que de l'eau, elle avait alors, dit-elle, *de fréquents
maux d'estomac*.

Son mariage améliore considérablement sa position sociale,

se retrouve plus sensible encore au réveil. Le sommeil n'est plus qu'un
supplice régularisé ; un sentiment de profond anéantissement remplace le
bien-être habituel du matin.

En un mot, tous les maux semblent s'être réunis pour tourmenter le
sommeil du dyspeptique, car ce sommeil à ce point bouleversé se rencontre presque uniquement dans ce genre de maladie.

Les gens bien portants, faisant par hasard un excès, pourront avoir
une nuit non moins agitée et non moins mauvaise ; mais le calme
revient pour eux le lendemain, tandis que pour les dyspeptiques les
nuits d'angoisses se suivent et se ressemblent. Leur sommeil reste une
suite de terreurs et de tribulations sans fin. Un réveil en sursaut succède à
un sentiment de suffocation ; un poids énorme pèse sur leur poitrine ; un
précipice effrayant s'ouvre sous leurs pas ; un boulet de canon coupe litté-
ralement leur corps en deux ; une impossibilité de se mouvoir les expose
sans défense aux coups d'un assassin, ou bien tout se mêle, se confond, et
les aventures cèdent le pas au plus monstrueux chaos ; ou enfin les faits
s'enchaînent avec une désolante logique, et le sommeil s'accompagne
d'abondantes larmes, se trouve interrompu par de *véritables cris*, et cela
plusieurs fois dans la même nuit. Partout des sujets de craindre ou de

et le travail, pour elle, reste une simple distraction. Elle devint enceinte quelques mois après son mariage. Sa grossesse a été bonne et peu fatigante. Ses couches, dirigées par une sage-femme inhabile, ont été longues, pénibles et accompagnées de manœuvres dont je n'ai pu comprendre le but sur les seules explications de la malade. Quoi qu'il en soit, celle-ci a eu immédiatement une inflammation des ligaments larges de l'utérus. Cette redoutable affection ajoute aux douleurs des couches les fatigues de deux longs mois de maladie.

Revenue enfin à un état de santé presque satisfaisant, Mme B..., au mois de mai 1859, va passer la belle saison dans sa campagne, aux environs de Lyon. Charmée par cette

trembler poursuivent les déshérités de la seconde digestion. Cette terrible anxiété brise les forces, provoque des sueurs accablantes et persiste trop souvent jusqu'à l'heure du lever.

Tous ces divers phénomènes ont une extrême importance, au point de vue de l'appréciation exacte de la digestion intestinale, dont la durée se mesure à la longueur des cauchemars.

Combien de fois me suis-je contenté, pour juger l'état du gros intestin, de prier le malade de me faire simplement l'historique de sa nuit et de ses rêves !

Demander à quelqu'un : « Qu'avez-vous rêvé? comment rêvez-vous? » n'est pas une question oiseuse. La portée de celle-ci, au contraire, est immense et n'échappera pas à celui qui a pris l'excellente habitude de bien analyser toutes les manifestations de la vie organique. Que de lumières on pourrait encore apporter dans ce vaste champ, où notre défaut d'observation crée seul une importune obscurité !

Voici ma conclusion : Étudions avec un soin égal tous les phénomènes de la vie animale, et ne rougissons pas de demander un peu de clarté aux rêves eux-mêmes, puisque leur liaison est si intime avec les pénibles fonctions du gros intestin.

vie nouvelle, qu'elle connaissait peu, elle se laisse entraîner par son amour pour le laitage et son enthousiasme pour les beaux produits de son jardin, à tel point que la viande figure rarement sur sa table. Ce régime s'accompagne de quelques douleurs vagues dans le bas-ventre, avec une constipation opiniâtre, puis l'appétit diminue sensiblement.

Au milieu du mois de septembre, les troubles abdominaux se déclarent plus violents; les douleurs se font sentir tantôt dans un point du ventre, tantôt dans un autre, mais surtout dans le flanc droit.

Le médecin du pays, appelé à lui donner des soins, croit à une affection de l'utérus ; il conseille les grands bains et des frictions huileuses sur le bas-ventre. Frappé de la faiblesse de la malade, il veut absolument la faire manger, et, pour faire mieux *descendre* les aliments, il fait donner, dans l'intervalle des repas, des potions huileuses.

La maladie s'aggrave immédiatement, et je suis appelé le 3 octobre 1859. Je trouvai Mme B... pâle, très-amaigrie, souffrante et presque démoralisée par la crainte de la mort.

Pour se soumettre aux prescriptions antérieures, elle avait, le matin même, essayé inutilement de prendre encore quelques aliments. Son ventre était douloureux partout et gonflé principalement à droite, avec des borborygmes continuels. La langue était blanche et énormément chargée. L'appétit était nul et la soif vive. De fréquentes envies de vomir alternaient avec quelques vomissements des potions huileuses et des tisanes ordonnées. Point de selles, constipation depuis plusieurs jours.

La peau était brûlante, le pouls avait 116 pulsations. L'intelligence est entière, mais l'agitation est continuelle et la céphalalgie intense.

La nuit, la malade sommeille quelques minutes, puis se réveille brusquement et au milieu de rêves pénibles et incessants. C'est là ce qui maintient une surexcitation perpétuelle et un effroi de la mort contre lequel lutte en vain sa famille réunie.

Il était évident pour moi que j'avais sous les yeux une maladie intestinale exaspérée, comme à plaisir, par un traitement irrationnel.

Je diagnostiquai l'état aigu de la dyspepsie iléo-cœcale, et je réservai le pronostic, tant je redoutais la naissance d'une inflammation dans une partie quelconque des intestins.

J'ordonnai immédiatement un purgatif avec le sulfate de magnésie, de l'eau d'orge pour boisson et une potion calmante pour la nuit. Puis, après la purgation, je fais couvrir le ventre de larges cataplasmes de farine de lin. Enfin je conseillai le retour à Lyon pour le lendemain soir. Mme B... fit ce trajet couchée sur des matelas dans sa voiture.

5 *octobre*. — Le voyage ne l'a pas fatiguée. Sa purgation l'a menée cinq ou six fois.

Sa bouche est très-mauvaise, et sa langue est restée aussi chargée. Le ventre est encore gonflé, mais moins douloureux. Le pouls a baissé : 96 pulsations. Le sommeil n'est pas revenu, quoique l'agitation soit bien moins prononcée. Je prescris une seconde purgation pour le 6 et la continuation des autres moyens employés.

7 octobre. — Je trouve la malade beaucoup mieux. Le gonflement du ventre a presque disparu. Les borborygmes sont encore nombreux, mais ne causent plus de douleurs. La sensibilité très-modérée du ventre me permet d'explorer les abords de l'utérus, où rien ne vient signaler l'ombre d'une maladie. Point de pertes, pas de douleurs au toucher.

La langue reste blanche et ne se dépouille pas de cet épais enduit qui la recouvre tout entière. Je crois que cette couche est autant l'effet des potions huileuses que du mauvais régime suivi depuis quelques mois.

Le pouls est tombé à 80 pulsations. Peu de soif, pas d'appétit. La céphalalgie a disparu. Le sommeil est encore agité, interrompu et troublé par des rêves.

Continuation des cataplasmes sur le ventre et de la potion calmante pour la nuit.

10 octobre. — Rien de nouveau jusqu'à ce jour, si ce n'est la descente du pouls à 72 pulsations. La langue étant encore très-blanche, je donne une troisième purgation pour le 11.

15 octobre. — Le pouls est à 68. La peau est fraîche. Point d'appétit, pas de force, et impossibilité de se lever. La langue est meilleure, sans être encore naturelle. Le ventre n'est plus douloureux, mais il est toujours le siége de nombreux borborygmes. Pas de gargouillement dans la fosse iliaque droite. Le 16, je prescris une quatrième purgation.

19 octobre. — La malade va mieux. Elle dort bien depuis deux jours. La soif et l'appétit sont nuls. Bien-être général, sans douleur dans le ventre. La langue est bien meilleure, et le pouls est à 64.

Cet état s'est prolongé jusqu'au 26, jour où j'ai fait prendre la cinquième et dernière purgation pour achever de ramener l'intestin à cet état normal, qui permet le retour des fonctions digestives.

28 *octobre.* — La malade se trouve très-bien, dort et ne se plaint de rien. Elle reprend sa gaîté, avoue qu'elle se sent renaître et me demande enfin à manger. Sa langue est natuturelle, son pouls est à 64, et la physionomie a repris un peu d'animation.

Je lui donne une soupe, le matin, avec la faculté d'en reprendre une seconde, le soir, si la première lui fait plaisir et passe sans fatigue.

30 *octobre.* — Les soupes, continuées pendant ces deux jours, ont été parfaitement supportées, et l'appétit augmente. La langue est naturelle, et le pouls a 60 pulsations. La malade s'est levée plusieurs fois, pendant un temps très-court chaque fois.

J'autorise l'adjonction à la soupe d'une côtelette de mouton peu cuite et de vin vieux, avec les deux tiers d'eau.

Depuis ce moment, le mieux ne s'est pas démenti, et la faim n'a pas tardé à se faire très-vivement sentir. On a augmenté alors et progressivement la quantité de soupe et de viande de bœuf ou de mouton, composition invariable des deux seuls repas permis. Je tolère l'usage du café après les repas.

25 *novembre.* — Les forces reviennent, et l'appétit se maintient très-bon. Je conseille alors l'usage du fer réduit, et je permets de joindre, en proportion très-modérée, aux viandes des repas un peu de légumes ou de poisson. Cette nouvelle alimentation a été très-bien supportée.

J'appris alors à Mme B... le moyen certain d'apprécier elle-même la tolérance de ses organes intestinaux pour les légumes. Ceux qui ne lui conviendraient pas feraient naître beaucoup de borborygmes dans son ventre, et le sommeil de la nuit suivante serait troublé et interrompu par des réveils, sans douleurs.

Son intelligence m'était un sûr garant de l'exactitude de ses remarques. Le phénomène signalé s'est montré, surtout après l'usage des pommes de terre, des marrons et des haricots secs, au point que Mme B... a été obligée de les bannir complètement de sa table.

Au mois de février 1860, elle dîne en ville et oublie les habitudes de son régime obligé.. La nuit est mauvaise, l'agitation extrême et le sommeil presque nul. Le lendemain, la langue est blanche, et l'appétit a disparu. Effrayée de cette menace du retour du mal ancien, Mme B... me fait appeler en toute hâte.

Je donne immédiatement le sulfate de magnésie, le purgatif préféré de la malade, et recommande une diète absolue pour ce jour-là.

Sous l'influence de ce purgatif, la langue a repris bien vite son aspect normal, le sommeil est redevenu calme, et l'appétit a reparu le surlendemain, pour ne plus disparaître.

Le 25 mars 1863, je revois Mme B..., qui se porte assez bien. Elle avoue ressentir encore des troubles dans les intestins, chaque fois qu'elle essaye de revenir à des aliments lourds et peu nourrissants. Elle se résigne cependant à son sort, parce qu'elle reconnaît que les bons jours dont elle jouit, elle les doit au régime un peu monotone qu'elle suit depuis si longtemps. Je dois ajouter que Mme B... ne pourra peut-être jamais changer beaucoup cette manière de vivre, tant renaissent facilement chez elle les troubles abdominaux, signes avant-coureurs de la dyspepsie iléo-cœcale.

Troisième observation.

DYSSENTERIE IMMÉDIATEMENT SUIVIE DE SYMPTÔMES DE DYSPEPSIE ILÉO-COECALE.

Cette observation n'est pas rapportée ici comme un type de dyspepsie iléo-cœcale ; son intérêt lui vient surtout de quelques symptômes particuliers que je n'ai rencontrés que cette fois.

L'inflammation dyssentérique est si bien localisée dans le gros intestin, que son siége pas plus que sa nature ne peuvent être révoqués en doute. Or, les symptômes de la convalescence de cette dyssenterie ont avec les symptômes de la dyspepsie iléo-cœcale une analogie et une ressemblance telles, qu'il est impossible de ne pas admettre que ces deux affections ont entre elles un lien de parenté, c'est-à-dire un siége commun.

De plus, la dyspepsie, succédant à la dyssenterie, démontre que l'inflammation a souvent pour effet d'altérer l'intégrité des fonctions, aussi bien que de désorganiser les tissus. En invoquant les inflammations intestinales de tous les âges comme causes possibles des dyspepsies iléo-cœcales, je ne me suis donc pas écarté de la voie d'une saine observation.

Ces deux points m'ont paru assez importants pour justifier la relation détaillée de cette troisième observation.

M. C..., cordonnier, âgé de quarante-quatre ans, marié, père de famille, habite Lyon depuis très-longtemps. Il se nourrit assez mal, mange beaucoup de légumes, et déjeûne tous les matins avec une tasse de café au lait.

Je connaissais cet homme depuis longtemps ; j'avais été frappé par l'aspect de son teint blême. Cette physionomie maladive est celle des ouvriers travaillant assis dans des appartements étroits, bas et humides, comme l'étaient ceux de M. C...

Le 27 septembre 1861, M. C... est pris d'une dyssenterie violente, pour laquelle le hasard veut que je sois appelé à lui donner mes soins. Cette dyssenterie a été très-aiguë. Le malade a des selles continuelles, vingt-deux par jour, avec coliques, crampes aux jambes et refroidissement des extrémités. Son affaissement a été extrême et sa fièvre très-violente. Le sang a persisté dans les selles pendant quinze jours.

Le traitement opiacé a suffi à dissiper les symptômes alarmants de l'état aigu, et, un mois après le début du mal, M. C... a pu se lever et a senti renaître un peu d'appétit.

C'est alors que les troubles de la digestion ont commencé à se dessiner. La soupe est bien supportée, mais aucun autre aliment ne peut être digéré sans fatigue. Le malade, lassé d'attendre un mieux promis en vain, essaye, de sa propre autorité et contre mes ordres, de prendre, le matin, une tasse de son *cher café au lait*, au lieu de la soupe qu'il mangeait depuis plusieurs jours. La journée se passe sans trouble marqué ; mais le soir un malaise général et indéfinissable s'empare du malade. Il se plaint d'être tout *embarbouillé*, c'est son expression. Ne se sentant aucun appétit, il se couche à huit heures du soir, sans avoir dîné.

M. C... s'endort immédiatement, et son sommeil dure jusqu'à minuit. Il est alors réveillé brusquement par des coliques, des tranchées assez violentes pour lui arracher des cris. A une heure, il a des envies d'aller et rend cinq ou six selles diarrhéiques.

On m'envoie chercher à deux heures du matin. Je trouve le malade très-effrayé, avec de la fièvre et une grande agitation. Le sang n'avait pas paru dans les selles rendues. Je demandai ce qu'on avait donné au malade dans la journée précédente. On avoua immédiatement la tasse de café au lait, le seul aliment pris dans tout le jour. Le doute n'était pas possible sur la cause du mal.

Je vis bien clairement, dans le désordre survenu, l'effet d'une simple indigestion chez un homme dont le gros intestin était encore fatigué ou facile à exaspérer, à la suite de son récent état maladif. Je tranquillisai M. C... sur les suites de son imprudence ; je fis mettre sur son ventre un cataplasme de farine de lin et lui donnai une potion fortement opiacée.

Le malade eut encore deux selles, non sanguinolentes ; puis, à cinq heures, le sommeil survint et dura très-calme jusqu'à onze heures du matin.

Il n'y eut aucun incident nouveau. Un léger appétit revint cinq jours après cet accident ; il fut satisfait avec des soupes et s'accrut peu à peu, sans prendre jamais le développement ordinaire aux franches convalescences.

M. C... commença alors à accuser constamment l'apparition des trois phénomènes intérieurs suivants : deux ou trois heures après un repas, il ressentait un léger malaise, avec bruit dans le ventre ; la tête lui faisait un peu mal, ou plutôt lui paraissait lourde ; enfin, la nuit, il se réveillait invariablement entre minuit et trois heures.

J'étudiai avec grand soin l'apparition de ces phénomènes, auxquels je m'intéressai particulièrement.

Lorsque l'alimentation était peu abondante, deux simples soupes par exemple, l'intensité du malaise diurne était peu marquée, et la durée de l'insomnie était très-courte. Mais les souffrances du jour et les insomnies augmentaient sensiblement dès que d'autres aliments étaient joints à la soupe.

Il devint évident pour moi que l'intestin, siége d'une récente inflammation, n'avait pas retrouvé la faculté de ses fonctions régulières.

Je donnai alors et successivement au malade des amers, du vin de quinquina, du fer, quelques prises de magnésie, du bismuth et de l'eau de Saint-Christophe-en-Brionnais, le tout sans grand avantage.

M. C... se levait, marchait, sortait et faisait même quelques longues promenades. Quinze jours s'écoulèrent ainsi, et l'appétit n'augmentait pas. Je permis l'usage de la viande. Celle-ci passa bien, quoique sans plaisir. Les troubles du jour et de la nuit continuèrent avec la plus désespérante régularité.

Je me vis obligé de compter beaucoup sur le concours du temps pour user cette susceptibilité de l'intestin, dont les révoltes continuelles ne laissaient pas de me donner de très-vives inquiétudes pour l'avenir.

Le malade, lassé d'attendre en vain l'amélioration promise, tenta plusieurs fois de manger ce qui lui plaisait, entre autres du cacao sans lait. Chacune de ces tentatives fut suivie d'une aggravation des désordres abdominaux, de ses maux de tête et d'une prolongation de ses insomnies. Instruit de la portée de ces symptômes, il savait très-bien en apprécier la valeur.

Du reste, M. C... n'a jamais pu se résigner à suivre exactement le régime indiqué. Il m'avouait souvent ses infractions à mes ordres; mais j'ai ignoré ou feint d'ignorer le plus grand nombre de ses écarts alimentaires. Son indocilité avait fait naître chez moi un peu d'indifférence pour ses fautes trop nombreuses.

Après quatre mois d'une convalescence pénible, il essaya de manger, le matin, après sa soupe, un plat de pommes de terre frites. La fatigue de cette digestion eut un long et douloureux retentissement. Pendant la journée, le ventre devint le siége de nombreux borborygmes, sans coliques et sans dévoiement. Le soir, les malaises généraux furent très-intenses, et la nuit le sommeil ne put venir qu'à six heures du matin.

Je trouvai, le lendemain, le malade abattu et sans énergie morale. Il se reprochait vivement à lui-même son imprudence. Sa langue était blanche et chargée. Je lui donnai une bouteille de limonade purgative. Je lui promis que son péché de gourmandise n'entraînerait pas, pour lui, de plus grands inconvénients ; mais je l'engageai à ne plus compter sur l'innocuité de ces essais alimentaires.

Ses incursions dans le champ d'une alimentation plus variée ne se renouvelèrent pas, j'aime à le croire. Néanmoins l'appétit ne se prononça pas davantage, et les troubles du jour et de la nuit continuèrent à se faire sentir. Je luttai pendant près de six mois contre ce mal bizarre, sans pouvoir le modifier. Les toniques sous toutes les formes furent prodigués en vain. L'appétit varia souvent, mais ne devint jamais vif, ni même satisfaisant.

La viande n'étant pas très-bien supportée, je lui adjoignis des légumes frais et cuits, le tout sans plus de succès. Le malade, instruit par sa longue expérience, reconnut que les aliments féculents ou farineux étaient ceux qui le fatiguaient le plus. Tous les repas où se trouvèrent ces mets lui causaient des impressions pénibles et lui valaient, pendant la nuit, une insomnie de plusieurs heures.

Le cas me parut très-grave, et j'étais aussi découragé que le malade. Le café noir, après chaque repas, même avec un peu de rhum, ne modifia en rien son état; car le gros intestin ne reprit jamais ses fonctions ordinaires.

M. C..., lassé enfin de mon impuissance à le soulager, demanda des conseils à plusieurs autres médecins. Je le perdis entièrement de vue, et je n'ai pas connu la fin de ses misères maladives.

J'ai su seulement que, après avoir traîné pendant plusieurs mois sa déplorable existence, il avait fini par succomber, arrivé au dernier degré de l'épuisement, *probablement* avec des lésions organiques plus ou moins profondes dans les intestins.

Je regrette moins l'absence de ces détails importants, parce que cette observation a pour but, avant tout, d'appeler l'attention sur la conformité des symptômes, survenus à la suite d'une dyssenterie aiguë, avec ceux qui accompagnent constamment la dyspepsie iléo-cœcale. Cette analogie naît, suivant moi, de la similitude du siége de ces deux affections, et *peut-être aussi* d'une certaine ressemblance entre les lésions de la muqueuse intestinale. *Adhuc sub judice lis est.*

Le doute que je signale, avec l'amer regret de ne pouvoir le dissiper, planera encore pendant bien longtemps sur la nature même de ces singulières lésions intestinales.

ETAT CHRONIQUE.

Quatrième observation.

Mme D..., à Oullins, âgée de vingt-six ans, mariée depuis sept ans, n'a jamais eu de grossesse. Ses règles sont régulières et accompagnées chaque fois d'un peu de douleur utérine.

Mme D... se rappelle avoir ressenti des *crampes d'estomac*, dès l'âge de douze à treize ans. Ses règles, venues à quinze ans, n'ont pas amélioré ses fonctions digestives.

On lui a dit qu'elle avait été placée chez une détestable nourrice, jusqu'à l'âge de six mois, époque où sa mère la retira, maigre, décharnée et minée par un dévoiement incessant. Elle ne sait pas quels sont les moyens mis en usage pour l'arracher à ce fâcheux état.

Elle ne se souvient pas d'avoir eu, depuis, aucune maladie grave, autre que ses maux d'estomac.

Elle vint me consulter pour la première fois le 18 août 1862.

ÉTAT ACTUEL.

Cette dame se plaint, presque en entrant, d'avoir un estomac très-mauvais et d'éprouver de fréquents maux de tête.

J'ai dû l'examiner avec soin, pour remonter à la cause de
ces troubles si nettement accusés.

Sa langue est légèrement blanche, sans rougeur; l'appétit,
rare et capricieux, revient au sortir de table, ou se trouve satisfait par une ou deux cuillerées de potage. La soif est nulle.

Le ventre est peu gonflé et presque insensible à la pression,
excepté au moment où les souffrances recommencent. Alors
Mme D... est obligée de se desserrer, parce que la région
épigastrique se gonfle et ne supporte pas la plus légère
pression.

Des renvois faciles, sans aigreur et presque continuels,
occasionnent un malaise indéfinissable. Ces renvois arrivent
trois ou quatre heures après les repas, et ceux-ci laissent,
au moins, deux ou trois heures de bien-être immédiat.

La céphalalgie est très-fréquente et très-pénible. « Que de
fois, m'a-t-elle dit, on m'a donné des remèdes pour détruire
la névralgie de ma tête! ces remèdes ont toujours échoué. »
Quand, aujourd'hui encore, la tête est remuée un peu vite
ou tenue baissée, une douleur légère revient aussitôt.

La nuit, le sommeil est agité et toujours interrompu de
deux à trois heures du matin. Elle éprouve alors un malaise
qu'elle ne peut analyser ou expliquer, mais qui la force à
remuer et lui fait éprouver le besoin de *s'étirer.*

Après une interruption d'une ou deux heures, le sommeil revient, mais il reste troublé par des rêves affreux, au point que Mme D... se réveille parfois en poussant des cris et en versant de véritables larmes.

Le teint est d'une pâleur mate, le regard a de la vivacité, et l'ensemble des traits n'est pas disgracieux. On pourrait aisément prédire que le retour d'un léger embonpoint ferait reparaître une très-jolie femme. L'amaigrissement du corps est bien plus marqué que celui du visage.

Le caractère a beaucoup changé, au point que l'humeur enjouée de la jeunesse a fait place à un ennui insurmontable, que ne peuvent chasser les plaisirs et les distractions autrefois si vivement recherchées. Cet état dure depuis plusieurs années.

Pas de fièvre. Un peu de souffle aux carotides.

Mme D... déjeûne à neuf heures avec du café au lait, dîne à deux heures avec un plat de viande ou de poisson, accompagné d'un plat de légume et de deux desserts, suivant la saison, et prend presque invariablement, à onze heures du soir, un souper composé de charcuteries, fromage et pâtisseries. Puis elle se couche à minuit, se lève à huit ou neuf heures du matin.

Les vices de ce régime sont évidemment la cause des troubles maladifs; ils ont développé, à un haut degré, la fâcheuse prédisposition aux affections intestinales, créée déjà par le défaut de la nutrition de la première enfance.

DIAGNOSTIC. — Dyspepsie iléo-cœcale chronique.

PRONOSTIC. — Grave, à cause de l'ancienneté du mal.

Je commence le traitement par une purgation saline, qui

sera renouvelée toutes les fois que l'appétit sera nul et la langue chargée. Je conseille de ne pas manger sans faim, et d'attendre pour manger le concours de ces deux conditions essentielles : l'heure ordinaire du repas et le retour de l'appétit.

Je fais supprimer le café au lait, et je fixe le déjeûner à dix heures et le dîner à cinq heures. Chacun de ces repas sera composé d'une soupe ou d'un potage, avec un morceau de bœuf ou de mouton.

Ces deux viandes en resteront pendant quinze jours la base obligée, et les légumes reparaîtront plus tard.

Je permis le vin vieux, coupé avec de l'eau, et le café après chaque repas, comme elle avait déjà l'habitude de le prendre. Le fer réduit fut prescrit à la dose de 0,20 par jour.

Je conseillai aussi l'exercice, sans pouvoir l'obtenir satisfaisant, tant il est difficile à une dame de sortir et de trouver, à Lyon, des lieux de promenade toujours agréables.

Un mois s'écoule, et, sous l'influence de ce traitement, aidé du régime nouveau, une amélioration rapide a lieu. Le sommeil est souvent calme, les forces reviennent, et le teint est meilleur.

J'ai revu et je revois encore souvent cette malade ; elle sait maintenant analyser toutes ses sensations, et ne se trompe plus sur la cause de ses fatigues. Elle a parfaitement reconnu que, quand elle succombe à la tentation de prendre du lait, des charcuteries ou de la pâtisserie, ses maux reparaissent et ses nuits sont sans sommeil.

Elle s'est résignée à suivre un régime sévère, qui lui vaut le calme des nuits et le bien-être du jour. Cette résignation est venue après de nombreuses tentatives d'infraction, qui lui ont durement prouvé qu'il vaut mieux consulter la raison que la préférence de son goût, pour la composition des repas.

Les retours du mal ont donc été fréquents chez Mme D...., mais ils n'ont pas été durables, parce que les causes productrices avaient elles-mêmes une action courte et passagère.

En résumé, voici l'état de Mme D... au mois d'avril 1863 :

État général beaucoup amélioré ; le teint est bon, les heures tristes sont rares, les règles vont bien, et le bruit des carotides a disparu. L'appétit est régulier et suffisant, mais il est capricieux, et la moindre peine morale l'éloigne. Le sommeil est calme ; il n'est troublé par les rêves, ou les réveils, qu'après les écarts de régime dont Mme D... n'a pas pu s'abstenir absolument.

Le temps et la persistance dans l'emploi des mêmes moyens feront disparaître ce qui reste encore de trop impressionnable dans cet organisme en voie de se reconstituer. Heureusement Mme D... comprend son mal et se rend parfaitement compte des phénomènes morbides dont elle est victime. C'est là ce qui me fait espérer que le temps changera en guérison complète l'amélioration obtenue.

Cinquième observation.

Mme veuve G..., rue de la Préfecture, trente-deux ans, réglée à quinze, mariée à seize, a eu un enfant à dix-sept, un autre à vingt, et une fausse couche à vingt-six. Les couches ont été heureuses, et la fausse couche n'a pas été suivie du moindre accident. Les deux enfants venus à terme sont morts, en bas âge, de maladies sur lesquelles je n'ai pu avoir de détails. Mme G... perd à vingt-sept ans son mari, qui la laisse dans une position gênée, après lui avoir fait mener la vie d'une femme riche et désœuvrée.

Elle habitait alors une toute petite ville, et n'a jamais ressenti aucun trouble du côté des organes de la génération. A l'âge de dix-huit ans, elle a commencé à avoir des maux de tête fréquents, puis des érysipèles de la face, survenant deux ou trois fois par an, à peu près périodiquement.

Je demandai quelques renseignements sur le régime alimentaire de cette époque, et j'appris que Mme G..., n'aimant pas la viande, ne mangeait que des légumes et des fruits. Pas de repas régulier : elle mangeait à toute heure du jour, et ce que le hasard lui mettait sous la main. Elle sentait néanmoins que cette manière de se nourrir était vicieuse et la fatiguait; mais elle n'avait pas le courage de rompre avec les habitudes prises et de lutter contre les caprices de son goût.

A l'âge de vingt-deux ans, Mme G... tombe sérieusement malade. Obligée de se mettre au lit, elle fait appeler un médecin, qui lui déclare qu'elle a une *gastrite*, lui fait appliquer d'innombrables sangsues au creux de l'estomac, lui donne le bouillon de poulet avec l'eau de gomme, et lui conseille en même temps l'usage prolongé des grands bains. Ce traitement bien connu, je puis même ajouter trop connu, fut appliqué dans toute sa rigueur et avec cette rare persévérance qui ne se rencontre guère que pour poursuivre une chimère ou une erreur.

Après *trois ans* de maladie, le premier médecin s'unit à deux autres de ses confrères, et tous trois décidèrent la continuation des moyens déjà employés. Mme G... fut donc malade pendant huit ans, avec quelques alternatives de mieux, de moins bien, mais sans guérison. Elle se levait même rarement. Dans le cours de la quatrième année de sa maladie, un esprit fort de son voisinage lui offrit de la guérir avec la médecine Leroy. Le remède fut accepté et pris. « J'ai failli en mourir, me dit la malade, et cela ne m'a pas guérie. »

Elle se rappelle encore d'autres essais du même genre en dehors des prescriptions de ses médecins ; elle n'a pas oublié que ces purgations la soulageaient presque toujours, et beaucoup plus que les sangsues, qui, ajoute-t-elle, ne lui ont jamais fait de bien.

Après l'échec de la médecine Leroy, on revint, pour ne plus les quitter, aux calmants, aux adoucissants, et les sangsues ont encore été appliquées sur les côtés du ventre dans le courant de la huitième année de la maladie.

En 1860, le mal diminue tout d'un coup, sans que rien puisse être invoqué pour expliquer cet heureux événement. Mme G... retrouve l'appétit, mange et digére mieux. Elle vint alors habiter Lyon, où elle vécut à peu près aussi mal qu'à la campagne, personne ne lui ayant dénoncé comme mauvais son genre d'alimentation.

L'expérience d'un passé si désolant fut entièrement perdue pour elle. Les céphalalgies et les érysipèles de la face reparurent avec la même régularité qu'avant sa longue maladie. Les maux de tête étaient presque quotidiens, et les érysipèles venaient trois ou quatre fois par an.

Je vis cette malade pour la première fois au mois de juin 1861 ; un érysipèle de la face la forçait de garder le lit depuis cinq jours. Cet érysipèle n'offrit rien de particulier dans sa marche ; aussi je ne m'arrêterai pas à le décrire. Il était pour moi l'effet d'une cause interne bien plus importante à étudier que l'aspect d'un visage rougi par une simple inflammation.

La langue était blanche et chargée d'un enduit très-épais. Une soif vive accompagnait une fièvre ardente : le pouls avait 108 pulsations.

Je fis prendre immédiatement une purgation avec 50 grammes de sulfate de magnésie, et je conseillai la pommade au sulfate de fer pour la figure.

L'érysipèle pâlit immédiatement, et la fièvre diminua ; mais l'état fâcheux de la langue ne fut pas modifié, et je fus obligé de revenir plusieurs fois à l'emploi des purgatifs.

J'ai tenu à étudier avec soin un état aussi complexe. Voici les remarques nouvelles que j'ai pu faire les jours suivants :

L'érysipèle ayant disparu le troisième jour, et la fièvre avec lui, Mme G... put se lever et reprendre à peu près les soins de son ménage. L'appétit n'est pas revenu, et la langue est encore blanche. La malade a voulu essayer de manger plusieurs fois, malgré l'absence de l'appétit et ma défense expresse; mais la susceptibilité de l'estomac ou de l'intestin est telle, que le vomissement ou les douleurs abdominales suivent très-vite ces essais prématurés.

La tête est en bon état avant le repas; elle devient lourde et avec des étourdissements immédiatement après l'ingestion d'un simple potage.

Malgré mes recommandations, et profitant d'une absence de quelques jours, la malade a cru favoriser le retour de l'appétit en prenant, le matin, du café au lait ou du chocolat. « Je n'aime, dit-elle, que ce genre de déjeûner. » Chaque fois le dévoiement en a été la conséquence, et, après trois jours de ces essais, les vomissements ont paru et l'ont forcée à m'avouer son imprudence et les causes de ce retour du mal.

Le sommeil, en même temps, a cessé d'être calme. Chaque nuit, un état d'angoisse indéfinissable la force à se lever pendant quelques instants. Lorsque le sommeil revient, il est constamment troublé par des rêves affreux, et la malade se réveille en criant ou en pleurant à chaudes larmes.

La tristesse est grande chez Mme G..., parce qu'elle souffre, et ensuite parce que sa position sociale est déplorable; ses inquiétudes sur son avenir, aussi bien que sur sa santé, font naître un incessant besoin de pleurer.

L'amaigrissement est très-marqué sur le corps, quoique

moins apparent sur la figure, qui a conservé des traits d'une grande régularité.

Le diagnostic du premier jour fut amplement confirmé par les observations des jours suivants :

Dyspepsie iléo-cœcale sous la forme la plus grave.

Le pronostic fut grave aussi ; cependant je dis à la malade qu'elle pourrait presque se rétablir entièrement, si elle se résignait à lutter contre les erreurs de son goût en alimentation, et me promettait d'éviter tous les écarts de régime. On me promit, bien entendu, une grande soumission.

Le traitement fut continué tel que je l'ai déjà indiqué plus haut. L'état de la langue chargée persiste pendant deux mois, et j'ai dû donner sept purgations salines dans l'espace de ces deux mois. Les imprudences de la malade, oublieuse de ses promesses, ont sans doute contribué à prolonger cet embarras intestinal. Enfin, la langue étant redevenue à peu près naturelle, je supprime tous les médicaments, excepté le fer réduit.

Voici le régime prescrit : Les premiers jours, la diète fut complète ; la malade but seulement de la tisane d'orge perlée. L'appétit étant revenu, vers le dixième jour, je permis un peu de soupe, qui fut continuée pendant les deux premiers mois. J'oublie ici à dessein les imprudences commises, qui ont simplement éloigné le retour franc de l'appétit. Celui-ci se fit sentir assez vif au milieu du mois d'août ; je joignis alors aux soupes l'usage d'une côtelette de mouton ou d'un léger beefsteak, aux deux repas de chaque jour. Puis j'allai en augmentant progressivement, suivant la tolérance de l'intestin, la perfection de la digestion et le calme du sommeil de la nuit, ce dont je m'enquérais avec soin à chacune de mes visites.

Sous l'influence de ce régime fortifiant, aidé du vin, du fer et, plus tard, du café, l'appétit revient très-vif, et régulier comme les heures des repas. De temps à autre quelques troubles ont reparu dans l'intestin ; ces troubles sont passagers comme les causes productrices, c'est-à-dire, comme les tentatives de la malade pour reprendre ses aliments favoris. L'érysipèle n'est pas revenu, mais de légers maux de tête se font encore sentir au moment de la digestion. Ces maux de tête n'ont rien qui rappelle, comme intensité, ceux du passé.

Enfin les forces générales ont beaucoup augmenté, et le bien-être est assez prononcé pour que je cesse mes visites au mois d'octobre 1861.

Je revois, de loin en loin, Mme G...; son état de santé continue à être satisfaisant. Elle m'avoue qu'elle essaye de temps en temps de retourner à ses aliments préférés, tant elle a de peine à se résigner à leur privation; mais chaque fois elle est obligée d'y renoncer, parce qu'elle sent aussitôt renaître les maux de tête et recommencer les troubles du sommeil.

Je la prie instamment de suspendre ces tentatives insensées, sous peine de voir tous ses maux revenir.

Le 5 mars 1863, Mme G... me fait appeler, et je la trouve avec la fièvre, un violent mal de tête, et vomissant tout ce qu'elle prend, aliment et boisson. La langue est blanche, le ventre gonflé, douloureux, et le pouls a 96 pulsations.

Mme G... convient, en rougissant, qu'elle n'a que ce qu'elle

mérite, parce qu'elle n'a pas suivi mes conseils. Ces souffrances ont pour cause une double imprudence. Avant-hier,
Mme G... a soupé avec de la charcuterie et des gâteaux ;
puis, hier, elle a déjeûné avec du café au lait. Le soir
même, à sept heures, les troubles intestinaux ont commencé,
et la nuit a été affreuse. Elle a pris du thé sans succès, et
ce matin elle vomit tout ce qu'elle avale, même un peu
de tisane.

Le malaise intérieur est bien moins prononcé ce matin
que la nuit. Il n'y a pas eu de dévoiement.

Les vomissements continuels empêchent toute intervention utile de ma part. Je conseille seulement des cataplasmes
laudanisés sur le ventre et des infusions de mauve et tilleul
à prendre, de loin en loin, par cuillerées à bouche.

Ce repos absolu, ménagé à l'intestin fatigué, ramena le
calme dans l'organisme. Je pus, le troisième jour, donner
un purgatif, qui fut bien supporté et produisit beaucoup
d'effet. Le surlendemain de la purgation, l'appétit reparut ;
je le satisfis avec un peu de soupe, et fis suivre dès lors le
même régime que celui indiqué plus haut. La soumission à
mes ordres fut complète et le rétablissement rapide. Vingt
jours après cet accident, suite d'une imprudence, la santé
générale était bonne, sans être parfaite ; c'est-à-dire que
Mme G... sera toute sa vie obligée de suivre un régime excessivement sévère, si elle ne veut pas voir renaître ces accidents intestinaux qui ont fait jusqu'à présent le tourment
de sa vie.

Aujourd'hui 15 août 1864, je revois Mme G...; elle va bien,
dort mieux, se réveille rarement, digère convenablement,

quand elle se contente des aliments indiqués pour son régime, souffre encore de temps en temps de la tête, regrette
beaucoup la faculté qu'elle croyait avoir de manger de tout
et en tout temps, n'a pas eu d'érysipèle depuis 1861, et se
dit malgré cela *très-malheureuse*. Il m'est impossible de
partager cette opinion.

Sixième observation.

Mme M..., âgée de quarante-cinq ans, mariée, mère de
quatre enfants, a été toute sa vie maigre, frêle et peu forte.
Ses couches ont été très-heureuses, et le délabrement de sa
santé n'a été produit que par les défauts des fonctions
digestives.

ANTÉCÉDENTS.

Les souvenirs de sa première enfance ne lui rappellent
aucune maladie. A l'âge de douze ans, elle prend, sur les
bords de la Loire, une fièvre intermittente qu'elle garde
près de deux ans. Guérie de cette fièvre, elle reste faible
et délicate, mais sans être victime d'aucune autre maladie grave.

Sa nourriture a eu, dès l'enfance, pour base à peu près
unique, les légumes, le maigre, le laitage et les fruits. La
viande est restée pour elle, jusqu'à l'âge de vingt-cinq ou

vingt-huit ans, un mets exceptionnel. Son appétit était presque nul, elle mangeait fort peu. Elle était alors si faible, qu'elle se sentait incapable de faire un travail pénible et était obligée de lutter contre des lassitudes continuelles et invincibles.

Mme M... commença à se plaindre de l'estomac vers l'âge de vingt-cinq à vingt-huit ans ; mais ce fut surtout à trente-cinq ans que les troubles digestifs devinrent assez forts pour la forcer à demander les secours de la médecine. A cette époque néanmoins Mme M... s'occupait encore des travaux ordinaires, et, à part les troubles de la digestion, paraissait se porter assez bien. Depuis l'âge de vingt ans, elle se livrait à un travail de couture pénible et quotidien. Je le lui fis supprimer en 1853.

ÉTAT ACTUEL.

Appelé à lui donner mes soins vers la fin de 1852, je trouvai Mme M... maigre, sans force, mangeant sans appétit, accusant des souffrances très-vives trois, quatre ou cinq heures après les repas, et indiquant comme siége de ces douleurs l'hypochondre droit et la région épigastrique.

A l'examen, le ventre ne me paraît ni gonflé, ni dur, ni bien sensible à la pression. A peine une légère douleur est-elle accusée lorsqu'on presse un peu fortement l'hypochondre droit. La grande souplesse du ventre permet l'examen de tous les organes, et parfois on sent, dans la région iliaque droite, un gonflement très-marqué, que je ne puis rapporter qu'au colon ascendant distendu. Le foie a son volume ordinaire, sa disposition normale, la rate, son développement naturel, et tout indique que les fièvres intermittentes n'ont laissé sur elle aucune trace fâcheuse de leur passage.

La langue est bonne dans le jour, mais parfois blanche et chargée le matin, suivant l'intensité des troubles de la veille ou de la nuit.

La soif est nulle, l'appétit capricieux, variable et toujours peu marqué. Mme M... se met à table et mange, chaque jour et au hasard, les mets qui servent à la nourriture de sa famille.

La constipation est à peu près continuelle. Mme M... ne va à la selle que tous les trois ou quatre jours. Jamais de colique ni de dévoiement.

Pas de fièvre. Le pouls est régulier, et, malgré la pâleur du visage, je n'ai pu découvrir le moindre bruit de souffle aux carotides. Les règles sont d'une régularité parfaite.

La céphalalgie est très-fréquente et siége surtout au front et sur l'œil gauche. Cette douleur est variable, fugitive, peu intense, et lui donne la sensation d'un poids sur la tête ou sur la paupière. Mme M... a remarqué que, quand elle a bien dormi, cette douleur n'existe pas au réveil, Tandis que, si la nuit est agitée ou sans sommeil, le lendemain est triste pour elle, d'abord parce que sa tête reste lourde ou douloureuse toute la journée, ensuite parce qu'elle a perdu tout appétit.

Le sommeil est rarement calme. Chaque nuit Mme M... se réveille constamment à la même heure, entre minuit et une heure, s'agite, se tourne, ne peut pas dire si elle souffre, éprouve un certain malaise indéfinissable qu'elle ne peut rapporter à aucun point du corps, et a peine à retrouver son sommeil avant quatre ou cinq heures du matin.

Son caractère, naturellement gai, enjoué, a subi un très-grand changement. « Il faut, me dit-elle, que je fasse de continuels efforts pour retrouver un peu de ma gaîté d'autrefois, et je ne réussis pas toujours. »

Diagnostic. — Dyspepsie iléo-cœcale ancienne.

Mon pronostic fut peu grave, et la suite m'a donné un cruel démenti.

Le traitement consista d'abord dans la suppression des légumes et dans l'usage du régime tonique et animal uni à l'exercice ; je donnai de loin en loin quelques purgations, et à chaque repas un peu de fer.

Ce traitement, continué pendant deux mois, amena une légère amélioration, mais le rétablissement complet des fonctions digestives n'eut pas lieu assez vite ; le dégoût d'un régime un peu monotone se prononça à tel point, que je fus forcé de renoncer à ma sévérité ordinaire.

Les troubles continuant, je dus songer à l'emploi d'autres moyens plus conformes aux goûts de la malade.

J'essayai, et sans succès, une foule de médications. La malade demanda à d'autres qu'à moi, à Lyon et à Paris, des conseils qui ne lui furent pas d'un grand secours. Tantôt un peu mieux, tantôt un peu moins bien, elle atteignit ainsi le printemps de 1859. Comme elle se plaignait beaucoup d'une constipation habituelle, et que sa langue était constamment blanche le matin, je crus pouvoir demander aux eaux purgatives d'Uriage le secours dont j'avais besoin, et je l'adressai à M. Gerdy.

Celui-ci, en examinant avec soin le ventre de Mme M..., sentit dans l'hypochondre droit un point dur, résistant et assez volumineux. Il crut presque ce jour-là à l'existence d'une tumeur organique dans l'abdomen. Mais ayant renouvelé son examen le lendemain et le surlendemain, il ne la sentit plus; le ventre avait repris sa souplesse et sa conformation naturelles. Cette prétendue tumeur n'était qu'un indice momentanément révélateur de l'état de l'intestin et du siége de la maladie. Elle reparut encore quelquefois, mais sans avoir jamais un siége fixe, ou une apparence durable. Je l'ai vainement cherchée depuis dix-huit mois, sans pouvoir la retrouver.

Les eaux d'Uriage, prises deux années de suite, furent inefficaces, et Mme M... dut renoncer à l'espoir de leur devoir sa guérison.

Elle se résigna alors à vivre avec des malaises, dont elle ne pouvait pas se débarrasser. Elle supporte assez stoïquement son malheureux sort, mange un peu de tout, n'a pas d'appétit, et essaye de loin en loin, et sans succès, des remèdes conseillés au hasard.

Les eaux de Plombières furent prises en 1861. Leur effet bienfaisant fut nul. En 1862, les eaux de Saint-Gervais ne furent pas plus heureuses. Vichy échoua de même en 1864.

Cette ténacité du mal m'a beaucoup donné à réfléchir, et je n'ai pu me l'expliquer que par son ancienneté, par la longue persistance du régime défectueux de la jeunesse, et par le vice de l'hérédité venant aggraver les deux premières causes.

Voici les faits particuliers qui peuvent faire admettre cette influence héréditaire. Le père de Mme M..., âgé de soixante-seize ans, a été toute sa vie sujet au dévoiement. Depuis sept ou huit ans, il est souvent atteint d'une diarrhée qui persiste trois ou quatre mois. Cette diarrhée est peu violente : deux selles par jour. Elle s'accompagne rarement dè coliques, affaiblit très-peu, diminue l'appétit, et n'empêche pas ce vieillard d'assister au repas de la famille, en en prenant sa modeste part.

Quand ce dévoiement a duré deux ou trois mois et ne passe pas de lui-même, je suis alors appelé à le guérir; ce que je fais aisément, à l'aide de la diète d'abord et d'un régime sévère ensuite. Six mois ou un an après, le dévoiement reparait, parce que le régime prescrit est volontiers oublié. Heureusement les mêmes moyens amènent toujours une très-prompte guérison. Maintenant, si quelques selles diarrhéiques surviennent, on sait qu'elles sont dues à une imprudence alimentaire; on renonce à l'aliment suspect, sans même m'en parler, et le dévoiement cesse immédiatement.

La facilité avec laquelle le dévoiement se déclare chez le père de Mme M..., indique une très-grande susceptibilité du gros intestin, susceptibilité qui a pris une autre physionomie ou un autre caractère chez Mme M..., mais qui est certainement un écho aggravé de ce qui existe chez ce vieillard.

Un fait non moins singulier à signaler, c'est que, chez la petite-fille de ce dernier, fille de Mme M..., je retrouve la même susceptibilité dans l'intestin, mais là encore avec une physionomie qui n'est pas celle qui se voit chez la mère et le grand-père.

Cette jeune fille, âgée de dix-neuf ans, éprouve déjà de violents et fréquents troubles intestinaux. Ces troubles se traduisent par de l'inappétence, de la céphalalgie, des embarras gastriques, des éruptions de boutons à la figure, et même des erysipèles de la face. Pour corriger cette fâcheuse tendance, chez une jeune fille dont le régime est passable, j'ai été contraint de donner plusieurs purgations, de conseiller l'exercice et un régime particulièrement sévère. Ces moyens ont suffi pour neutraliser cette influence héréditaire. Mais je reste convaincu que, si elle oublie mes conseils sur son alimentation, Mlle M... serait rapidement victime de la dyspepsie iléo-cœcale.

Mme M..., examinée au mois de janvier 1865, est dans un état intermédiaire et toujours peu satisfaisant. Sa digestion est pénible, son sommeil ordinairement interrompu à minuit ou une heure, et son caractère heureux et bienveillant s'est beaucoup plus assombri.

Découragée par l'insuccès momentané du régime que je lui avais prescrit, et qu'elle n'a pas suivi assez longtemps, Mme M... mange un peu de tout et au hasard.

Elle tâche d'oublier qu'elle a été malade, qu'elle souffre encore, et voit rarement ses efforts couronnés de succès.

Pour moi, j'espère que l'âge lui vaudra une heureuse compensation, celle d'user la susceptibilité de l'intestin et de supprimer ainsi les réactions pénibles qui accompagnent le travail fonctionnel de cet organe.

Septième observation.

Mme H..., rue Tronchet, professeur de chant, âgée de trente-huit ans, mariée, a eu un seul enfant, et, à part les maladies dont je parlerai, a joui d'une santé constamment bonne.

ANTÉCÉDENTS.

Pendant son enfance et sa jeunesse, Mme H... avait eu souvent des fatigues d'estomac et accusait dans cet organe un sentiment de fer chaud. Ce pyrosis a duré cinq ou six ans. Née et élevée à la campagne, elle alla, en se mariant, habiter Dijon. Quinze jours après sa couche, qui fut heureuse, Mme H... fait une très-longue course ; la fatigue de cette marche cause une inflammation utérine qui la condamne à rester six mois au lit.

Ce repos forcé amena ensuite une faiblesse intestinale telle, que les digestions étaient excessivement pénibles. Elle éprouva alors une série indéfinie de maux d'estomac, d'indigestions, et cela avec un dévoiement modéré, mais persistant. Cet état dura plusieurs mois. Il fut combattu avec succès par les amers, les toniques, les fortifiants et le régime animal. Ce traitement, prescrit par un médecin de Paris, amena un rétablissement complet, qui ne s'est pas démenti pendant plusieurs années.

En 1855, Mme H... vint habiter Lyon, où elle continua à se bien porter. En 1859, elle fut prise de ce qu'elle appelle une grippe violente, avec fièvre, une toux continuelle et une absence complète d'appétit. Cet état dura longtemps ; ses forces déclinèrent au point que, ne pouvant plus chanter, elle dut renoncer momentanément à l'exercice de sa profession. Elle ne gardait cependant ni le lit, ni la chambre.

Son médecin la soigna avec beaucoup de zèle et de sollicitude. Elle ne se rappelle du traitement conseillé que l'usage du sirop de lactucarium, du vin de quina et de l'huile de foie de morue. Au printemps de 1860, ce médecin lui fit prendre pendant quatre mois du lait d'ânesse.

Mme H..., son médecin étant mort, me fit appeler pour lui succéder le 14 janvier 1861. Elle me reçut elle-même dans son salon.

ÉTAT ACTUEL.

Je trouvai Mme H... pâle, maigre, les traits étirés, se plaignant de souffrir partout, et ne sachant à quoi rattacher ses souffrances. La peau n'est pas chaude, et le pouls est naturel. La toux existe encore. L'émission de la voix est possible durant un très-court espace de temps. Mais si l'effort exigé pour le chant est prolongé pendant cinq minutes, les forces lui manquent immédiatement, et le chant doit être suspendu.

Je ne trouvai pas, dans la poitrine auscultée, l'explication de ce singulier phénomène. Quelques râles à peine et disséminés dans toute son étendue me parurent sans gravité. Aussi ne reviendrai-je pas sur l'état du poumon, dont je ne me suis plus occupé, pas plus pour le traitement que pour l'étude des symptômes. Je cherchai seulement, et avant tout, à lui ôter de l'esprit cette funeste et incroyable pensée qu'elle était menacée d'une phthisie prochaine.

Le ventre, peu volumineux, était à peine sensible au toucher, et je ne pus découvrir un seul point douloureux. Pendant la palpation, j'entendis des borborygmes bruyants, et on m'avoua que ces bruits étaient très-fréquents, pour ne pas dire continuels.

La langue était rose sur les bords, chargée au milieu et surtout à la base. L'appétit est nul, la soif peu marquée, et Mme H... mange avec sa famille aux heures ordinaires des repas, mais sans plaisir. Elle a remarqué que chacun de ces repas augmente un peu ses malaises.

Le matin, la tête est lourde, avec de nombreux étourdissements, comme si une chute était imminente. Les maux de tête sont assez rares en ce moment.

Le sommeil n'est pas bon ; chaque nuit Mme H... se réveille plusieurs fois, vers minuit ou une heure, et a peine à se rendormir.

Le caractère de Mme H... a beaucoup changé, à cause de ses craintes sur la nature de son mal et sur ses effets désastreux pour sa profession. Elle est triste, découragée, s'impatiente facilement, et, sans raison légitime, verse à chaque instant des larmes abondantes.

Pour éviter un retentissement fâcheux sur la poitrine, la nourriture de Mme H... avait été uniquement composée de légumes, arrosés d'eau à peine rougie. On donnait, en même temps, une tisane coupée avec du lait, le soir, et on continuait l'huile de foie de morue largement administrée depuis près d'un an.

DIAGNOSTIC. — Dyspepsie iléo-cœcale.

PRONOSTIC. — Très-grave. (L'avenir a prouvé que cette gravité du pronostic était un peu exagérée.)

TRAITEMENT. — Suppression immédiate de l'huile de foie de morue. Purgation pour le lendemain matin avec de l'eau de Sedlitz ; deux repas seulement avec de la soupe. Si la faim renaît et n'est pas calmée par ces deux soupes, on pourra y joindre une côtelette de mouton. Je laisse à Mme H... la faculté de se laisser guider par son appétit, toutes les fois qu'il se fera sentir à l'heure des repas. Je lui conseille de boire alors un peu de vin vieux mélangé avec beaucoup d'eau.

Pas de tisane dans le jour, et surtout pas de tisane coupée avec le lait.

Je crois devoir abréger cette observation, tant la marche de la maladie a été simple et tant a été rapide la guérison.

J'ai donné trois purgations, comme la première, dans l'espace d'un mois. L'appétit est revenu après la deuxième et n'a plus disparu. Satisfait uniquement avec des soupes, des potages, du bœuf et du mouton, pris en quantité proportionnelle au besoin et au désir éprouvés, il a persisté avec la plus consolante régularité.

J'ai dû donner quelquefois, pendant le second mois,

quelques cuillerées à café de magnésie anglaise, pour combattre quelques aigreurs stomacales.

Aussitôt l'appétit revenu et satisfait, les forces ont reparu, et, chose plus heureuse encore, la toux s'est rapidement éteinte. La poitrine n'offre pas le moindre signe capable d'expliquer les singulières appréhensions contre lesquelles j'ai eu tant à lutter.

Les insomnies ont disparu, au bout de cinq jours, et cédé la place à un sommeil calme et complet.

Le caractère lui-même a bientôt subi l'heureuse influence générale et repris tout son enjouement habituel.

La voix n'a retrouvé sa force et sa puissance que vers la fin du mois d'août, époque où un peu d'embonpoint a commencé à revenir.

Mme H... a religieusement suivi mes prescriptions, et sa soumission à mes ordres ne s'est pas démentie un seul jour. C'est là ce qui explique cette marche régulière vers le bien et ce rapide retour de la bonne santé.

Trois mois après le début du traitement, j'ai pu permettre l'adjonction aux repas des légumes, pris avec mesure et discernement. Ces nouveaux mets ont été alors parfaitement supportés.

Aujourd'hui 1er mai 1863, je viens de revoir Mme H..., dont l'apparence de santé est parfaite. Elle m'a avoué qu'elle mangeait de tout, et n'en éprouvait aucune fatigue. Je n'ai pu m'empêcher encore de lui dire : « Ne cessez pas d'être prudente et réservée sur la qualité des aliments choisis ; vous pouvez retomber très-facilement, et vous savez combien je suis sévère ! » Cette menace produira-t-elle un peu d'effet? Je n'ose l'espérer.

Huitième observation.

Mme L..., à X... (Saône-et-Loire), âgée de quarante ans, mariée à dix-huit ans, a eu un seul enfant et pas de maladies graves. Elle n'a jamais été forte; mais une excellente position sociale rendait insensibles les conséquences de cette faiblesse générale.

Le régime alimentaire de Mme L... a laissé beaucoup à désirer. Ainsi elle mangeait peu de viande, préférant les légumes; elle faisait maigre les jours obligés et avait l'habitude de manger de la salade, presque tous les soirs. Du reste, la quantité des aliments et des boissons, absorbés chaque jour par elle, était très-minime; à peine peut-elle être évaluée au quart de la portion nécessaire à une autre personne. La boisson était de l'eau rougie, et le café noir ne paraissait jamais sur sa table.

Grâce à l'absence de toute grande fatigue corporelle, Mme L... a pu atteindre quarante ans, sans avoir trop à souffrir de ce régime évidemment insuffisant.

Pendant le cours du printemps de l'année 1861, elle éprouva une indisposition assez mal définie, avec douleur tantôt dans le ventre, tantôt dans la tête. Cette fatigue ne l'arrêta pas dans ses occupations, dura deux mois, puis disparut d'elle-même.

Au mois de mars 1862, Mme L..., perd l'appétit, et lorsque,

malgré cette absence presque complète d'appétit, elle prend
part au repas de la famille, elle ressent des malaises dans tout
le ventre, avec agitation nocturne et céphalalgie diurne,
même quand les aliments sont pris en très-minime quantité.
Cet état, persistant pendant trois semaines, fit naître des
craintes extrêmes sur l'avenir de sa santé. Mᵐᵉ L..., encore
plus effrayée que sa famille, tomba dans un morne chagrin,
parce qu'elle sentait ses forces décliner rapidement. Tous
les mouvements, nécessaires à ses occupations dans la
maison, étaient encore possibles ; quelques courtes promenades à pied ne l'effrayaient pas. En un mot, elle ne pouvait rien manger, souffrait parfois beaucoup, mais avait
cependant conservé la faculté des mouvements et ne gardait ni le lit, ni la chambre.

Le médecin consulté diagnostiqua une maladie nerveuse,
dont la durée serait très-longue, dont les phases seraient
pénibles, et ne crut pas à une lésion des intestins. Il conseilla
des bains, des cataplasmes, des frictions sur le ventre, des
potions calmantes, et laissa la malade libre, en mangeant, de
suivre ses goûts ou ses caprices. Ce traitement, suivi pendant près d'un mois, ne produisit aucun effet bienfaisant.

Découragée par cet insuccès et par la persistance des troubles, cette malade vint me consulter le 15 mai 1862. Elle
resta à Lyon quinze jours et revint ensuite me voir plusieurs fois.

Je l'examinai longuement et avec beaucoup de soin. Je
fus surtout frappé de l'entendre accuser les troubles du
sommeil et les insomnies consécutives, en même temps que
des maux de tête très-fréquents.

Je portai alors immédiatement mon attention sur le ventre et sur l'ensemble des fonctions digestives.

La région abdominale est peu gonflée, mais on m'a assuré qu'elle l'avait été beaucoup plus, au début du mal. La pression était alors impossible. Aujourd'hui, cette pression ne développe aucune douleur, excepté au creux épigastrique.

La langue est blanche et chargée ; l'appétit fait complètement défaut. Un peu de fièvre existe ; le pouls a 81 pulsations. Pas de dévoiement, pas de vomissement, et constipation opiniâtre. Mme L... se réveille régulièrement entre minuit et une heure, et a grande peine à retrouver le sommeil.

Le poumon est sain, et les autres organes me paraissent être aussi en bon état.

Une inquiétude immense tourmente la malade ; elle reconnaît qu'elle maigrit de plus en plus, et ne prévoit pas le retour de la faculté de mieux digérer. De là un état moral déplorable. Ses traits amaigris ont pris une teinte pâle et maladive, qui annonce une atteinte profonde dans les fonctions de l'organisme.

Mme L... a conservé l'habitude de manger deux fois par jour, quoiqu'elle n'ait pas faim, et quoique chacun de ses repas, très-minime en réalité, ramène invariablement les mêmes troubles dans l'abdomen.

Diagnostic. — Dyspepsie iléo-cœcale chronique.

Le pronostic est peu grave, mais la durée du mal sera assez grande, vu l'ancienneté de l'action des causes perturbatrices.

Le traitement consiste dans l'emploi des moyens suivants : purgation immédiate, cataplasmes de farine de lin pendant la nuit, et diète absolue jusqu'au retour de l'appétit. La soif sera calmée par un peu de tisane d'orge perlée, prise en petite quantité.

17 mai. — La purgation a produit un bon effet. Mme L... avoue ne pas souffrir si elle ne mange pas. Elle me demande à prendre un seul potage dans le jour. Je le lui refuse, parce qu'elle reconnaît qu'elle n'a pas le moindre appétit. Le sommeil a été un peu meilleur la dernière nuit. Je conseille une nouvelle purgation pour le lendemain 18 mai.

20 mai. — La langue est meilleure, la fièvre est tombée, et le teint a perdu un peu ce ton plombé qui indiquait de profondes souffrances. Le sommeil des nuits précédentes a été presque satisfaisant. Le réveil dans la nuit a lieu encore, mais il n'est plus suivi par l'insomnie habituelle. La purgation a produit son effet ordinaire.

Mme L... me prévient qu'elle a un peu d'appétit et qu'elle a une envie réelle de manger, sentiment qui lui était inconnu depuis près de trois mois. Je lui donne l'autorisation de prendre dans la journée deux soupes grasses ou maigres, à son choix.

22 mai. — Les soupes passent très-bien. L'appétit n'a pas augmenté et se trouve suffisamment calmé par les soupes. La langue étant encore blanche, je conseille une troisième purgation pour le 24. Je supprime la tisane d'orge, en recommandant de ne rien boire sans soif dans l'intervalle des repas. Si la soif se fait sentir, on la calmera avec un peu de tisane au vin ou au café.

28 *mai*. — La malade va mieux; elle dort, se réveille quelquefois et se rendort immédiatement. Son humeur est déjà moins triste, et elle a plus de confiance dans l'avenir. La langue a repris à peu près son état normal. L'appétit a beaucoup augmenté et peut être plus largement satisfait. A la soupe j'ai joint l'usage du mouton ou du bœuf rôti, en quantité toujours proportionnelle à l'intensité de l'appétit accusé par la malade.

15 *juin*. — Rien de nouveau n'a eu lieu jusqu'à cette époque. Les troubles généraux, diminués sous l'influence de la diète, n'ont pas reparu avec le retour du travail digestif, preuve de la convenance de l'alimentation conseillée.

L'appétit est assez régulier et se fait sentir juste à l'heure des repas. Ceux-ci sont invariablement composés d'une soupe, d'un morceau de bœuf ou de mouton, et d'un peu de vin vieux mélangé avec les deux tiers d'eau. La céphalalgie est rare et de courte durée. La nuit est ordinairement très-calme; cependant un brusque réveil vient encore parfois interrompre le commencement du sommeil. Mais les autres malaises abdominaux ne se faisant plus sentir, la malade a repris la gaîté avec l'espoir de la guérison.

2 *juillet*. — Rien de nouveau n'est survenu. L'appétit a beaucoup augmenté, et l'heure des repas est attendue avec une vive impatience. Le régime prescrit a été religieusement suivi; la quantité des aliments a été insensiblement augmentée. Si quelques malaises se font encore sentir de loin en loin, ils sont passagers et ne font plus que rappeler les troubles violents du passé. Aussi la marche vers le mieux n'en est pas entravée, et ces malaises ne chassent pas plus l'appétit qu'ils n'éloignent le sommeil.

Mme L... se sent beaucoup plus forte, son regard a retrouvé son éclat, et son teint est bien meilleur.

J'autorise alors l'adjonction des aliments maigres, mais toujours après l'usage obligé du bœuf et du mouton. Les légumes, pris en petite quantité d'abord, seront supprimés à l'apparition du premier trouble nouveau. Je fais connaître les légumes tolérés ordinairement et défends les autres.

Je permets une tasse de café noir après chaque repas, et je donne chaque jour 0,20 de fer réduit. Je conseille aussi, de loin en loin, et pour combattre quelques aigreurs, une cuillerée à café de magnésie anglaise, prise le soir en se couchant, dans un demi-verre d'eau sucrée.

1er *septembre*. — Je revois Mme L... à X... même; son état est très-satisfaisant, son teint plus frais, et un peu d'embonpoint commence à revenir. Les nuits sont bonnes, le sommeil calme et l'appétit d'une régularité parfaite. Elle m'avoue avoir cherché quelquefois à sortir du chemin pénible et étroit où je la maintiens si sévèrement. Mais, éclairée par moi sur les troubles consécutifs à ces écarts prématurés, elle sait parfaitement reconnaître les signes avant-coureurs du danger renaissant; elle en prend immédiatement son parti et se résigne à la persévérance, puisque cette persévérance est la condition de sa guérison.

La langue est redevenue blanche, et l'appétit a diminué deux ou trois fois en deux mois; alors Mme L..., comme je le lui avais dit, a pris deux nouvelles purgations, et toujours avec le même avantage. J'ai aussi beaucoup insisté sur le conseil suivant : *Quand vous n'aurez pas faim, vous ne*

*mangerez pas ; lorsque vous aurez peu faim, vous vous con-
tenterez d'une soupe, et vous attendrez, pour y joindre
de la viande d'abord et du maigre ensuite, un appel très-
marqué de l'appétit.*

20 *mars* 1863. — Le bon état de Mme L... se maintient,
Cette malade ressent parfois des malaises intestinaux
qui s'exaspéreraient certainement si le régime suivi était
moins sévère ; mais, ne s'écartant pas du chemin tracé,
elle voit constamment ces malaises s'arrêter, sans troubler
en rien l'organisme, ni la marche de la santé vers un
rétablissement de plus en plus complet.

5 *juillet* 1863. — Mme L... conserve un excellent appétit.
Sa digestion se fait très-bien ; son sommeil est calme, son teint
meilleur, et les inquiétudes pour l'avenir de sa santé ont entièrement disparu. Elle regrette les licences de son ancienne
alimentation , mais elle sait se résigner aux rigueurs du
régime, rendu nécessaire précisément par ces abus tant
regrettés.

Neuvième observation.

Mme X..., âgée de vingt-huit ans, femme d'un médecin,
mère de plusieurs enfants, n'a jamais eu de maladies graves.
Sa nourriture a été constamment choisie et abondante. Rien
dans ses habitudes de la vie ordinaire ne semblait faire prévoir l'invasion d'une affection quelconque.

A la fin de juillet 1853, une fatigue intestinale survient sans cause appréciable et chasse entièrement l'appétit. Mme X... se sent plus faible, mange à peine et sans aucun plaisir. Cet état resta le même pendant huit jours. Puis, un soir, elle éprouve un grand malaise général, demande à un peu de thé un secours inefficace, et, ses souffrances augmentant, m'envoie chercher en toute hâte.

Je dois noter ici que Lyon se trouvait alors sous une influence cholérique incontestable : 130 à 150 cas avaient été observés dans les hôpitaux civils et surtout militaires. On est donc en droit de se demander si cette influence générale n'était pas la cause principale de la naissance des troubles observés chez Mme X... Celle-ci devait à la position de son mari la connaissance exacte de l'épidémie régnante.

Aussi la première impression de la malade a été la crainte du choléra, et cette crainte a duré presque tout le temps de l'indisposition.

J'arrive auprès de cette dame à minuit. Je la trouve dans un grand émoi ; elle s'écrie en me voyant : « J'ai le choléra ! » Elle était très-pâle, comme anéantie, se plaignait de tout le corps et ressentait des spasmes dans le ventre et la poitrine. Les régions hypochondriaques étaient sensibles au toucher, sans gonflement. De là s'élevait une douleur, par instants très-forte, qui rayonnait tout autour et étendait son influence sur la poitrine et jusque près du cou. Après le passage de cette espèce de crise, de cinq à dix minutes de durée, et qui revenait à peu près toutes les demi-heures, une moiteur très-forte recouvrait tout le corps. Je restai pendant plusieurs heures auprès de la malade.

La fièvre était assez vive pour s'accompagner d'un peu de délire. Le sommeil était agité et souvent interrompu. Pas de vomissement, ni de dévoiement.

Je donnai quelques calmants qui, avec la négation de l'influence cholérique chez la malade, suffirent pour rendre le reste de la nuit plus supportable. Mais une inquiétude incessante sur la nature du mal poursuit la malade, chaque fois qu'elle se réveille.

Cet état dura cinq ou six jours, pendant lesquels aucun phénomène nouveau ne se montra. Les crises, nées dans le ventre et rayonnant tout autour, diminuèrent d'intensité, puis de durée, et finirent par disparaître, sous l'influence de la diète et des calmants. L'appétit ne revint pas; la langue était peu chargée, la soif peu vive, et le séjour au lit cessa d'être obligatoire.

Je profitai de cette amélioration très-sensible pour engager Mme X... à faire un voyage d'agrément en Suisse et à aller rejoindre son mari, qui prenait les eaux d'Evian. Mon conseil fut suivi, et, la distraction du voyage aidant, le rétablissement de la santé fut satisfaisant au bout d'un mois.

Mme X... revint à Lyon au mois de septembre. Elle avait repris un peu d'appétit, et jusqu'au mois de novembre continua à se porter passablement. La santé déclina alors d'une manière plus sensible, et il survint un phénomène très-remarquable, qui, sans être encore l'indice d'une maladie déclarée, attira surtout mon attention.

Chaque nuit, Mme X... se sentait agitée et plus souffrante. Son sommeil était régulièrement interrompu à deux heures du matin. L'insomnie durait une heure ou deux, puis le sommeil revenait jusqu'au matin. Cette interruption était quotidienne, invariable et tellement fatale que madame disait en s'éveillant : *Il est deux heures*, et ne se trompait jamais.

Mon confrère, le mari de M⁰ᵉ X..., présenta alors une série de phénomènes absolument semblables. Ceux-ci étaient moins exagérés dans l'expression, mais absolument les mêmes quant aux sensations : absence d'appétit, troubles dans le ventre après chaque repas, et réveil à heure fixe chaque nuit.

Ce singulier réveil à la même heure fut le premier signe qui me fit soupçonner une lésion de la fonction digestive du gros intestin. Je portai alors toute mon attention sur cet organe, et je fus bien vite convaincu que j'avais enfin découvert la véritable cause des désordres observés chez ces deux malades.

Mon confrère me confirma dans cette conviction en m'apprenant qu'il éprouvait une douleur fréquente dans le côté gauche de l'abdomen, et que cette douleur naissait cinq ou six heures après les repas. Sa langue était très-blanche, et, chose assez rare, la céphalalgie presque nulle. Il devait cet avantage à la diète relative à laquelle il s'était soumis.

La similitude de ces sensations chez ces deux malades, mari et femme, fut suffisamment expliquée par cette réflexion : Les mêmes causes ont ici produit les mêmes effets. Mais je n'ai pas pu découvrir, dans ce cas, le véritable auteur des troubles intestinaux.

La même nourriture, le même logement et les mêmes habitudes chez tous deux ont probablement déterminé la même explosion maladive. J'ai été réduit à incriminer, non sans raison, je crois, quelques dîners succulents et surtout quelques fins soupers où les truffes n'étaient jamais oubliées.

Quoi qu'il en soit de cette difficile appréciation, je continuai à suivre les diverses phases de la double maladie que j'avais sous les yeux.

L'appétit des deux malades était presque supprimé, et leur langue était blanche; la journée était supportable, en ce sens que, mangeant peu, les souffrances abdominales se faisaient très-peu sentir. Mais la nuit continuait à être agitée, avec un peu de fièvre; le sommeil était interrompu aux mêmes heures chez tous deux, puis recommençait après une interruption plus ou moins longue. Au lever, les forces étaient diminuées; un sentiment d'anéantissement et d'affaiblissement progressif pesait sur eux; madame seule se plaignait d'un peu de céphalalgie frontale. Pendant la nuit. une chaleur brûlante se développait sur tous deux, et pendant le jour ils se sentaient accablés par une invincible tristesse. Ils pouvaient néanmoins vaquer à leurs occupations habituelles, d'ailleurs peu pénibles.

Diagnostic. — Dyspepsie iléo-cœcale chronique.

Pronostic. — Peu grave, la maladie étant récente, et l'intelligence des malades m'étant un sûr garant de leur soumission.

Je commençai par donner à tous deux un purgatif. Puis je défendis tout aliment, jusqu'au retour de l'appétit. Cette première purgation fut bien supportée, mais ne suffit pas à ramener la langue à un état normal.

Je donnai une seconde purgation cinq jours après la pre-

mière. Celle-ci fit naître un peu d'appétit, que je pus satis-
faire avec des soupes seulement.

Depuis ces purgations et la diète absolue, les douleurs
siégeant au côté gauche du ventre, chez le mari, et au côté
droit, chez la femme, ont beaucoup diminué. Le sommeil
est encore interrompu, mais il recommence après un intervalle de dix ou vingt minutes. Le mal de tête n'existe plus
chez madame, et les inquiétudes sur l'avenir de leur santé
fait place, chez tous deux, à un peu d'espérance.

L'affaissement moral, produit par l'appréhension des suites de ce mal, a été très-remarquable sur ces deux malades.

Le retour de l'appétit m'a permis, quatre jours après la
deuxième purgation, de donner un peu de viande à chaque
repas du matin et du soir.

Cette viande fut bien supportée et n'augmenta pas les fatigues du jour et les troubles de la nuit. J'attendis à peu
près quinze jours dans cette position. Les aliments permis
étaient bien digérés, mais l'appétit n'était pas ferme et bien
accusé. C'est ce qui me força à donner une troisième et dernière purgation.

A partir de ce moment, le mieux continua sans interruption chez mon confrère. Sa guérison fut complète après un
mois et demi de soumission au régime tonique adopté entre
nous. Chaque repas, où ne figurait jamais un aliment suspect, était suivi d'un sentiment de bien-être indicible et
dont il me parlait souvent. Cependant il a conservé longtemps une grande susceptibilité intestinale ; car, après un
dîner d'extra, ou l'usage de certains légumes, il sentait renaître immédiatement les fatigues abdominales avec insom-

nie et agitation nocturne. M. X... a été forcé pendant un an de se priver de tous les aliments peu digestibles, tels que les pommes de terre, les haricots secs et même les asperges. Depuis lors son bien-être s'est rarement démenti, et, en évitant tout excès alimentaire, il a continué à se très-bien porter. Aujourd'hui sa santé parfaite lui a permis de reprendre sa place à la table des gourmets, où il figure avec honneur.

Quant à Mme X..., sa guérison a été plus lente, et le souvenir des premiers troubles a eu sur elle un retentissement beaucoup plus long. Le retour de l'appétit a été moins rapide que chez son mari, et surtout moins soutenu. Plusieurs fois elle s'est vue obligée de suspendre l'usage de la viande et même des potages, parce que des malaises diurnes et nocturnes venaient, de loin en loin, l'avertir des difficultés encore existantes dans la fonction de la digestion et de l'absorption.

Heureusement Mme X..., s'observant avec grand soin, savait s'arrêter à temps et prévenir l'aggravation des malaises éprouvés. Elle recommençait, après une diète d'un jour ou deux, à manger uniquement des potages, pour arriver plus tard, avec l'augmentation de son appétit, à des repas plus substantiels.

Tant que dura cet état semi-maladif, j'ai permis l'usage du café noir et conseillé l'emploi, pendant les repas, du fer et du vin de Bordeaux.

Bientôt le teint devint meilleur, s'anima, puis reprit cet éclat qui le rendait si remarquable et qu'il ne reperdit plus.

Mme X..., une fois la guérison presque complète, a souvent tenté de voir si d'autres aliments passeraient aussi bien que la viande. Les poissons, pas plus que les légumes, n'étaient bien supportés. Chacune de ces tentatives prématurées a été invariablement suivie d'une augmentation dans les malaises du jour et surtout dans les troubles nocturnes.

Deux ou trois ans de patience et de régime ont été nécessaires pour amener les organes intestinaux à digérer les autres aliments et à reprendre l'intégrité complète de leur fonction.

Depuis l'année 1857, la guérison de Mme X... ne s'est plus démentie. Aujourdhui 25 août 1864, un resplendissant aspect de santé la console des souvenirs pénibles de cette ancienne maladie.

Dixième observation.

Mme T..., couturière, âgée de cinquante-deux ans, me fait appeler pour la soigner, le 15 février 1865. Je trouve cette dame couchée; elle a un peu de fièvre, le teint pâle, les traits fatigués par une nuit d'insomnie, et se plaint de souffrir, depuis la veille, de vives coliques sans dévoiement. « Ce sont là, ajoute-t-elle, les *crises* auxquelles je suis sujette depuis sept ou huit ans. »

ANTÉCÉDENTS.

Mme T... ne sait rien de son enfance, sinon que, dès les premiers jours de sa vie, on lui donna une chèvre pour nourrice. Elle se trouva très-bien, dit-elle, de sa mère nourricière. Sa santé se maintint bonne jusqu'à l'âge de dix-sept ans. Elle habita une petite ville pendant toute cette période de sa vie.

Réglée à treize ans, elle continua depuis à l'être très-régulièrement. Elle se maria à l'âge de vingt-six ans, époque où elle vint habiter Lyon. Elle eut un enfant à vingt-huit ans; ses couches furent naturelles et son rétablissement rapide et complet.

A l'âge de dix-sept ans, Mme T... eut une fièvre typhoïde, à forme cérébrale, grave, où sa vie fut longtemps en péril. Cette maladie dura cinquante-deux jours. « Je restai, me dit-elle, pendant un mois entre la vie et la mort. » L'ébranlement subi alors par sa santé laissa des traces profondes dans ce jeune organisme, et la convalescence fut longue et difficile. Cependant l'appétit revint franchement vers le soixante-quinzième jour de cette terrible affection.

Quelque temps après, et pour mieux se réconforter, Mme T... va passer plusieurs mois à la campagne, chez de riches châtelains. Là, son régime changea beaucoup; son appétit, surexcité par des mets nouveaux et recherchés, fut largement satisfait, et l'abus des aliments devint pour elle une habitude quotidienne. Les mets les plus lourds, les plus indigestes, les fruits, les crudités, les pâtisseries composaient tous les repas, et ceux-ci étaient toujours larges et fastueux.

Sous l'influence de ces excès alimentaires, Mme T... vit bientôt ses digestions devenir moins bonnes, puis son appétit languir. Enfin, et neuf mois après sa convalescence, une rougeur eczémateuse envahit le dos des mains, pour ne plus l'abandonner. Une certaine recrudescence de ce dernier mal, borné exclusivement au dos de chaque main, coïncidait avec l'apparition des règles. C'est là ce qui fit qu'on lui attribua une liaison évidente avec cet afflux sanguin. Le doute sur ce sujet n'exista jamais.

Rentrée chez ses parents, Mme T... vit cet état semi-maladif durer fort longtemps ; mais la faiblesse de son appétit et les troubles de la digestion ne fixèrent pas suffisamment l'attention des divers directeurs de sa santé. Ceux-ci, frappés de la singulière coïncidence signalée plus haut, se sont attachés à combattre le mal des mains en mettant six sangsues, tous les mois, soit sur le creux de l'estomac, soit sur les deux mains elles-mêmes, soit sur le cou, près des épaules.

Ce traitement ne produisit aucun bien. L'appétit resta faible, l'aspect extérieur du corps assez bon, et l'eczéma tantôt mieux, tantôt moins bien, quoique toujours persistant et trop visible.

Mme T... continua *à vivre comme tout le monde*, dit-elle, et n'attacha plus qu'une importance secondaire à l'ensemble de ses misères. Sa position modeste lui imposait de nombreuses privations. Elle déjeûnait au café au lait, et la viande ne paraissait pas tous les jours sur sa table frugale. Son mariage et ses couches n'amenèrent aucun changement dans son état général.

Mme T... atteignit ainsi sa quarante-septième année, époque où elle perdit ses règles. L'eczéma conserva néanmoins les mêmes apparences extérieures. Huit ou dix mois après la ménopause, et à la suite de quelques imprudences alimentaires, les troubles intestinaux prirent subitement une si grande intensité qu'ils attirèrent forcément sur eux l'attention de la malade et de son médecin. Il devenait de plus en plus difficile de rejeter sur le sang la responsabilité de ces nouveaux désordres.

Le médecin chargé de soigner Mme T... crut trouver dans la persistance des symptômes maladifs, siégeant dans l'abdomen, et dans leur réapparition à des époques presque régulières, une cause intermittente ou miasmatique. On employa alors le quinquina sous toutes les formes et à très-haute dose. Le succès ne répondit pas à l'espérance commune. Le ventre restait le siége des mêmes douleurs, que n'accompagnait aucun dévoiement.

Ces souffrances, le plus souvent nocturnes, firent naître la pensée d'un empoisonnement syphilitique, quoique rien dans la vie des deux époux ne dût faire naître une telle supposition. Les antisyphilitiques échouèrent comme les antipériodiques.

On revint alors, pour ne plus l'abandonner, à la croyance à une *névralgie intestinale*. Pendant toute cette période maladive, la malade mangeait, quand elle avait faim, ce qui lui plaisait, et ces aliments, pris au hasard, étaient précisément la cause reproductrice de ces troubles sans cesse renaissants.

On dirigea contre la névralgie supposée des intestins une médication énergique et variée ; on administra tous les anti-névralgiques connus et inconnus. J'ai vu la note des médicaments fournis et employés, leur nombre et leur total m'a semblé effrayant. Je puis en donner une faible idée en ajoutant que dans une *seule nuit*, nuit de troubles et de douleurs, on avait fait avaler à Mme T... *seize* potions calmantes, fébrifuges, antinévralgiques, et autres. L'influence de ce traitement multiple ne fut pas heureuse. La malade reconnaît aujourd'hui que tous ces médicaments la fatiguaient énormément et *finissaient par l'écœurer*.

Près de six mois s'écoulèrent au milieu de ces désordres abdominaux et de ces douleurs continuelles ; et un jour, sans qu'aucune médication pût en revendiquer le mérite, une rémission survint, laissant à la malade un grand bien-être, un peu de sommeil, la faculté de se mouvoir aisément et de manger avec plaisir. L'appétit ne reprit pas son activité ordinaire, cependant Mme T... mangeait ; bientôt même elle revint à sa chère habitude du déjeûner au café au lait. Elle remarqua pourtant que chaque tasse de ce café provoquait une selle diarrhéique pour le lendemain matin. Comme cette selle n'était suivie d'aucune autre et ne détruisait pas son appétit, ce phénomène bizarre ne la tourmenta nullement.

Ses nuits alors n'étaient jamais calmes. Elle dormait mal, se réveillait souvent et s'agitait pendant la plus grande partie de la nuit.

Son humeur a beaucoup changé, et son caractère s'est assombri. Elle est devenue impatiente, irascible, et avoue qu'*elle éprouverait un grand plaisir à battre tout le monde.*

Les *crises*, supposées névralgiques, se renouvelèrent de loin en loin, mais ne durèrent pas autant que celle survenue à l'âge de quarante-sept ans. Mme T... se rappelle très-bien qu'elle a dû le retour d'une de ses crises, une fois, à l'abus de pommes crues; une autre fois, de prunes jaunes, et une troisième fois, de haricots secs en salade.

ÉTAT ACTUEL.

Le 14 février 1865, Mme T... est prise, à dix heures du soir, d'une de ses douleurs habituelles, siégeant principalement au creux épigastrique. La nuit se passe péniblement, et le lendemain je suis appelé, pour la première fois, à lui donner mes soins.

Je trouvai la malade au lit, et se plaignant de souffrir beaucoup dans le ventre. La tête était lourde et le regard abattu.

Je demandai quels étaient les aliments pris la veille, et j'appris que le repas du matin avait été un mélange de farine jaune cuite avec du lait. Mme T... avait pris cet aliment comme essai, et parce qu'on lui avait dit que c'était un *mets très-rafraîchissant.*

Examiné par moi, le ventre me parut gonflé, sensible au toucher, surtout à l'épigastre. Des gargouillements s'entendaient à distance. La langue était blanche et chargée. Pas de selles, pas de vomissements. Un peu de céphalalgie. Pouls à 96 pulsations et un très-grand abattement. La malade, découragée par le retour de ses *crises*, se désole et désespère de l'avenir de sa santé. Son teint est pâle, et sa figure porte les traces profondes de l'insomnie pénible de la nuit précédente.

La cause de ce désordre abdominal ne pouvait être que la farine jaune, unie au lait. La digestion d'un tel aliment, toujours difficile, était à peu près impossible pour Mme T..., dont les intestins paresseux ou très-impressionnables se révoltaient contre toute tâche dépassant la mesure de leurs forces. Cette impressionnabilité de l'intestin, je ne saurais en douter, avait été laissée par la fièvre typhoïde et développée par l'abus des mets les plus indigestes pendant la convalescence.

On me montre aussi l'eczéma des deux mains. Celui-ci était peu étendu, limité exactement au dos de la main, et n'avait rien de bien remarquable que sa longue existence et sa tenace reproduction.

Diagnostic. — Dyspepsie iléo-cœcale très-ancienne.

Pronostic. — Grave, non pour le trouble que j'avais sous les yeux, mais à cause de la longue durée du mal, de la persistance de l'eczéma et de la tendance qu'aura nécessairement l'intestin à se révolter sans cesse contre toutes les digestions pénibles.

Traitement. — Je donnai immédiatement une bouteille de limonade purgative. Je prescrivis, pour le soir et la nuit,

un cataplasme de farine de lin sur le ventre et une potion
calmante. La diète était indiquée par une répugnance marquée pour tous les aliments. La malade but simplement un
peu de tisane d'orge perlé.

16 *février*. — La purgation a amené quatre selles. Le ventre est souple ; le gonflement et les coliques ont disparu. Le
pouls a 72 pulsations. La malade n'a pas d'appétit, mais ne
se plaint de rien.

TRAITEMENT. — Repos au lit, diète, cataplasmes sur le
ventre jour et nuit ; cesser la potion calmante.

17 *février*. — La malade est levée quand, à onze heures,
j'arrive près d'elle. La langue est bien meilleure, la fièvre
tombée ; la nuit a été bonne, le teint est plus clair, et les
idées sombres s'effacent pour céder la place à l'espoir de
guérir.

TRAITEMENT. — Je permis, dès ce jour, l'usage d'un peu
de tisane au café, et je fis commencer l'usage des soupes
et du fer réduit, 0,20 en deux pilules par jour.

La suite de cette observation est fort simple :

Le 21 février, l'appétit devint plus fort et plus franc.
Les soupes suffirent à l'apaiser.

Le 23 février, je donnai une deuxième purgation, dont l'effet augmenta l'appétit et permit l'usage immédiat de la viande.

Mme T... éprouva dès lors un bien-être parfait. Son manger, composé de soupes et de viande de bœuf ou de mouton, est bien digéré, ne la fatigue jamais et ne trouble pas
son sommeil, chose presque inouïe pour elle.

Cet état persista, sans aucun changement, jusqu'au
10 mars. Ce jour-là, Mme T..., se sentant bien, crut pouvoir

se permettre de manger deux petites tartes en pâtisserie. Le soir même, des douleurs survinrent dans le ventre, et, la nuit, le sommeil fut agité et plusieurs fois interrompu. Il n'y eut ni coliques, ni dévoiement. Un malaise indéfinissable tourmentait la malade et semblait lui annoncer le retour de ses *crises*.

Je lui fis prendre, le matin qui suivit son imprudence, une troisième purgation, en lui annonçant que cette tentative n'aurait pas de suites fâcheuses, pourvu qu'elle ne se renouvelât pas. En effet, et grâce à la purgation, la journée du 12 mars s'écoula très-calme. La malade mangea une soupe avec plaisir, et, le 16, l'économie avait repris l'aspect des jours précédents, c'est-à-dire que la digestion était redevenue bonne, l'appétit raisonnable et le sommeil calme, sans interruption.

Le 22 mars, Mme T..., oubliant mes recommandations, se laisse entraîner par le plaisir de déjeûner avec du saucisson, ne croyant pas, dit-elle, faire une trop grande faute. La digestion de cet aliment fut presque aussi pénible que celle de la pâtisserie. Les troubles éprouvés furent les mêmes, seulement un peu moins intenses.

Je ne crus pas utile d'avoir recours à une purgation pour détruire le mauvais effet produit. Un peu de diète, imposée le lendemain par l'absence de l'appétit, dissipa les malaises survenus, et, le 25 mars, la malade se trouva très-bien.

Depuis lors, ce mieux ne s'est pas démenti, et Mme T..., instruite par sa propre expérience, se résigne à supporter patiemment la monotonie d'un régime préservateur, pourvu qu'il soit sévèrement suivi.

Quelques jours après, j'ai permis l'adjonction à la viande des repas de quelques légumes cuits. Ces légumes, pris en faible quantité, ont bien passé et n'ont fait renaître aucun trouble digestif.

Mme T... est tellement convaincue que son eczéma des mains est un ennemi avec lequel elle est forcée de vivre, qu'elle ne m'a jamais demandé les moyens de le faire disparaître. J'ai été fort content de sa quiétude d'esprit à ce sujet, car toute tentative de guérison, essayée aujourd'hui, échouerait inévitablement. En attendant le moment opportun de les combattre, je dois constater que les plaques eczémateuses ont pâli depuis dix ou douze jours, et qu'il s'est produit dans l'épaisseur de la peau un affaissement marqué qui me fait bien augurer de l'avenir.

Voici quelle sera ma conduite ultérieure à l'égard de cette dernière affection : Je maintiendrai le régime prescrit pendant un an ou deux ans, en y introduisant toutes les atténuations compatibles avec le maintien d'une bonne digestion diurne et nocturne. Je donnerai tous les mois une purgation ; celle-ci favorisera l'obtention de ce double résultat : révulsion sur l'intestin au profit de la peau, et conservation de l'intégrité fonctionnelle du même intestin.

Il peut arriver alors que les plaques eczémateuses disparaissent d'elles-mêmes, avec l'aide du temps et grâce à la suppression des causes morbides, toujours actives, quoique très-anciennes.

Si cette espérance, que je crois très-fondée, ne se réalisait pas, il me serait toujours possible de venir au secours de l'organisme, impuissant à détruire seul le mal existant, en joignant un traitement local au traitement général.

Telles sont les conditions qui me paraissent seules capables de laisser un légitime espoir de guérir cette tenace et ancienne maladie locale. Toute tentative faite auparavant me semble, je le répète, prématurée, et ne devoir ménager au médecin que des déceptions et à la malade qu'un fâcheux découragement.

Je revois Mme T... aujourd'hui 20 avril 1865; elle continue à se trouver bien, ses mains vont beaucoup mieux ; elle suit rigoureusement le régime prescrit ; elle a un appétit raisonnable, un sommeil calme, ne se plaint plus, et peut, sans fatigue, se livrer à son travail de fort habile couturière.

FIN.

TABLE.

DEUXIÈME PARTIE. — Clinique.

FIN DE LA TABLE.

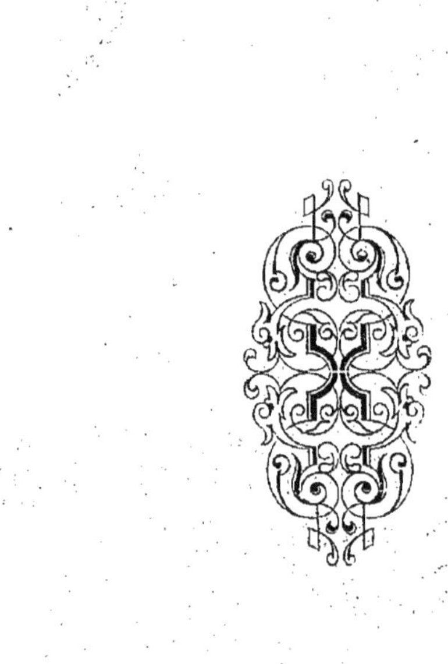